Docteur Charles DÉGARDIN

DE L'UNIVERSITÉ DE PARIS

x-interne à l'Hôpital du Mans

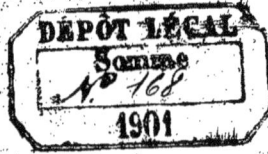

DES

TUMEURS VÉGÉTANTES

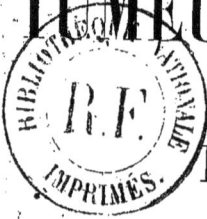

DE L'OVAIRE

ABBEVILLE

C. PAILLART, IMPRIMEUR-ÉDITEUR

—

1901

Docteur Charles DÉGARDIN

DE L'UNIVERSITÉ DE PARIS

Ex-interne à l'Hôpital du Mans

DES

TUMEURS VÉGÉTANTES

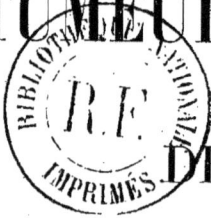

DE L'OVAIRE

ABBEVILLE

C. PAILLART, IMPRIMEUR-ÉDITEUR

—

1901

A MON PÈRE ET A MA MÈRE

Faible témoignage de mon affectueuse reconnaissance

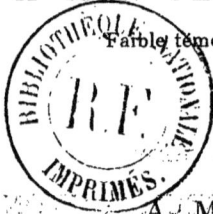

A MES PARENTS

A MES AMIS

A MES PROFESSEURS

DE LA FACULTÉ LIBRE DE LILLE ET DE LA FACULTÉ DE PARIS

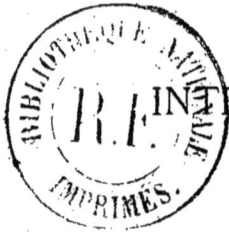

INTRODUCTION

Les affections de l'organe génital de la femme ont été, de tous temps, l'objet de nombreux travaux dans lesquels on peut trouver, de ces différentes maladies, une description aussi complète que possible. Les kystes de l'ovaire, en particulier, ont depuis long-temps attiré l'attention des auteurs. Cependant, dans cette question, si pleine d'intérêt, un point nous a paru avoir été laissé un peu trop dans l'ombre : nous voulons parler des tumeurs végétantes de l'ovaire.

Depuis quelques années, il est vrai, cette variété de tumeurs a été étudiée, mais la plupart des travaux parus sur ce sujet n'envisagent qu'une partie de la question. Les uns étudient principalement l'histogénie ou la pathogénie de ces tumeurs, les autres s'appesantissent surtout sur leur malignité ou sur le pronostic qu'il convient d'en porter. Deux points seulement semblent bien connus : la clinique et le traitement.

Aussi nous a-t-il paru intéressant de résumer ces différents travaux en essayant de présenter plutôt de la question, un travail d'ensemble, mettant en relief les points les plus saillants.

Mais, comme, avant tout, l'intérêt des malades

doit nous préoccuper, nous nous attacherons principalement à démontrer les bienfaits que l'on peut
retirer d'un traitement précoce. Grâce aux statistiques que nous empruntons aux auteurs français,
allemands, anglais et américains, nous espérons
établir que ce traitement précoce et radical donne
aux malades de grandes chances de guérison immédiate d'abord, et peut les mettre dans la suite à l'abri
de ces récidives si fréquentes, malheureusement,
dans la plupart des tumeurs malignes.

Nous adopterons la division suivante :

Historique.
Pathogénie et anatomie pathologique.
Etude clinique.
Diagnostic.
Marche et pronostic.
Traitement.
Observations.
Conclusions.

Qu'il nous soit permis toutefois, avant d'entrer
dans le développement de notre sujet, de remplir
un devoir, consacré par l'usage, il est vrai, mais
dont la reconnaissance fait pour nous un véritable
plaisir :

A nos maîtres dans les hôpitaux de Lille et de
Paris nous sommes heureux d'apporter ici l'hommage de notre bien vive gratitude.

Durant notre internat à l'hôpital du Mans nous
avons eu l'honneur d'être l'interne de MM. les
docteurs Le Bail et Mélisson ; qu'ils daignent accepter l'assurance de nos sentiments reconnaissants.

C'est sur le conseil de notre cher maître, M. le professeur agrégé Legueu que nous avons entrepris l'étude de cette question. Nous sommes particulièrement heureux de pouvoir en cette circonstance le remercier de toute la bienveillance qu'il nous a témoignée d'abord à sa consultation de Saint-Louis et depuis quelques mois dans son service de l'Hôtel-Dieu. Ses leçons si claires, si précises, si complètes seront pour nous, dans l'avenir, un guide bien précieux.

M. le docteur Le Bec, chirurgien de l'hôpital Saint-Joseph, a bien voulu nous communiquer plusieurs observations inédites de tumeurs végétantes de l'ovaire ; qu'il daigne recevoir tous nos remercîments ainsi que M. le docteur Meslay, médecin de l'hôpital Saint-Joseph, qui a mis si aimablement à notre disposition ses hautes connaissancs histologiques, et a fait pour nous l'examen microscopique de la tumeur qui sert de base à notre thèse.

Nous tenons enfin à redire ici à nos excellents amis Mary et Pénel un nouveau merci pour l'empressement si cordial avec lequel ils ont traduit pour nous quelques observations étrangères et nous ont aidé dans nos recherches.

Que M. le professeur Guyon veuille bien recevoir l'hommage de notre reconnaissance, pour l'honneur qu'il nous fait en acceptant la présidence de notre thèse.

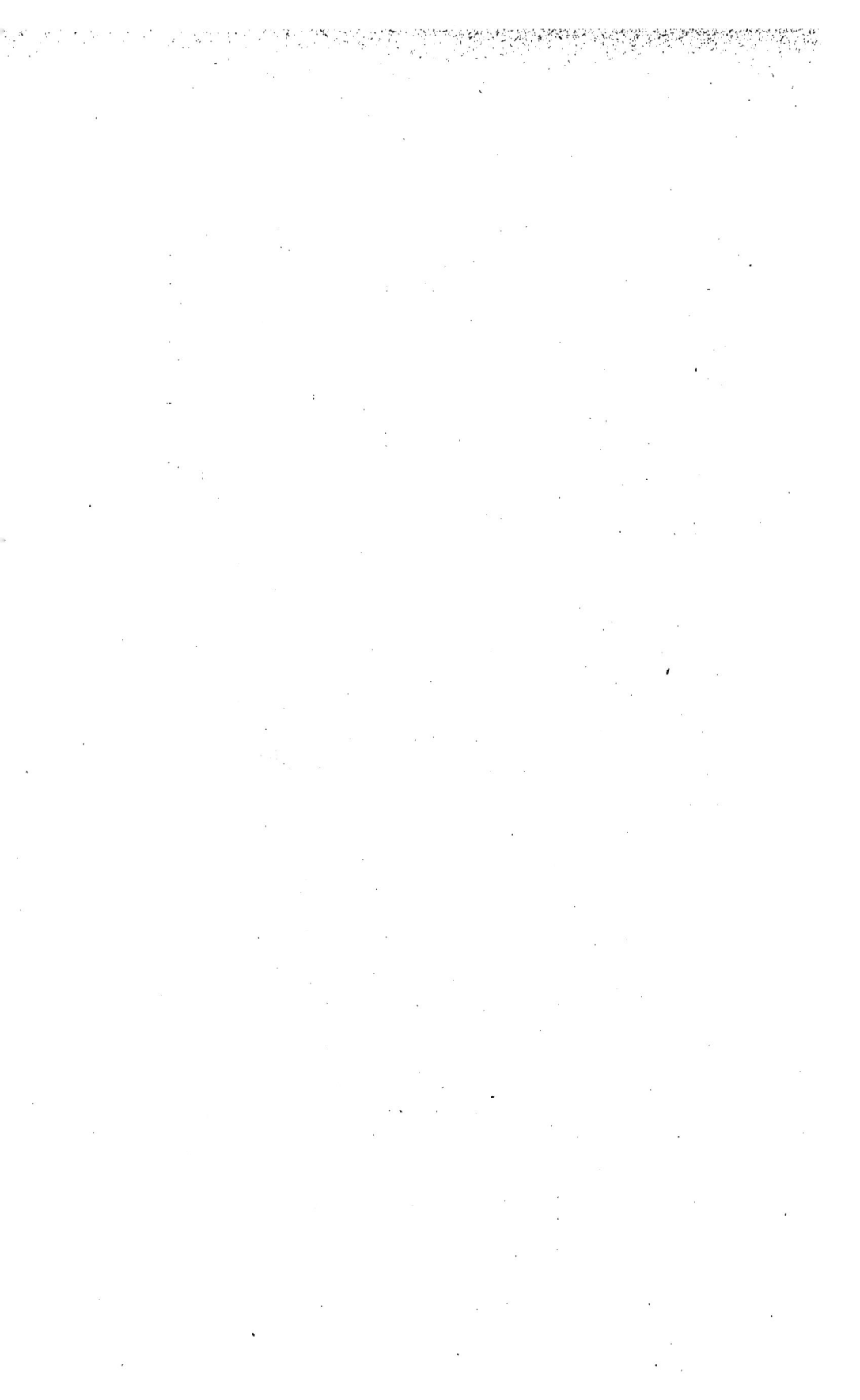

DES
TUMEURS VÉGÉTANTES
DE L'OVAIRE

Historique.

Ainsi que nous l'avons dit plus haut, les tumeurs végétantes de l'ovaire sont connues depuis bien long-temps ; et si nous recherchons dans la littérature médicale nous y trouvons un grand nombre d'ob-servations publiées tant en France qu'à l'étranger ; mais, de travaux d'ensemble sur la question, il y en a bien peu. Ce fait est dû, très probablement, à ce que les tumeurs végétantes de l'ovaire ont, avec les kystes de cet organe, des rapports si intimes que l'on a longtemps discuté sur leur pathogénie, sur leur nature, bénigne ou maligne, et que leur entité clinique n'est véritablement bien établie que depuis peu d'années.

Un des travaux les plus remarquables sur ce sujet est celui de Pfannenstiel, qui, après de nom-breuses recherches, tant au point de vue clinique qu'au point de vue histologique, était arrivé à clas-ser cliniquement les tumeurs végétantes d'après leur structure microscopique.

Quelques années plus tard, Péan fit une intéressante clinique sur « les tumeurs végétantes du péritoine pelvien à forme colloïde ou myxomateuse. »

En 1892 ce sujet fut, de la part de Duret, l'objet d'une communication au congrès de Bruxelles.

Les travaux de Malassez et de de Sinéty ont établi nettement la nature de ces tumeurs. Depuis ces auteurs on admet généralement, en effet, qu'il est impossible de séparer les tumeurs végétantes ou papillaires des kystes ovariques ordinaires qui sont des tumeurs épithéliales. Pour Quénu, en particulier, la seule différence entre ces deux variétés de tumeurs consisterait dans la prédominance de développement du stroma ou des parties épithéliales, ce qui explique la distinction de Pozzi en : kystes prolifères glandulaires et kystes prolifères papillaires.

Dans sa remarquable thèse parue en 1895 Cazenave étudie surtout l'anatomie pathologique de ces tumeurs et s'attache à montrer que l'évolution maligne est beaucoup plus fréquente dans les kystes papillaires que dans les tumeurs glandulaires.

Depuis cette époque les principales études parues sur ce sujet sont celles de notre maître Legueu qui, avec sa clarté habituelle d'exposition, a bien mis la question au point dans son Traité médico-chirurgical de gynécologie ; la thèse d'Apostolakis, et le mémoire malheureusement encore inachevé du professeur Tédenat.

Nous voudrions citer aussi les remarquables travaux statistiques de Estor et Puech ; mais, leurs recherches ont porté, sans distinction, sur les tumeurs végétantes et sur les tumeurs malignes de l'ovaire en général ; ce qui, à notre point de vue, enlève à leur mémoire une partie de son intérêt.

Beaucoup d'autres noms encore se rattachent à l'étude des tumeurs végétantes de l'ovaire ; au lieu d'en faire une simple énumération nous les rappellerons au cours de notre travail.

Pathogénie et Anatomo-Pathologie.

Avant de rechercher quelle est l'origine exacte de ces tumeurs, il nous paraît utile de rappeler brièvement le développement de l'ovaire.

Embryologie. — Au début de la vie intra-utérine, l'épithélium qui tapisse la cavité générale ou épithélium germinatif, s'épaissit de manière à former les bandelettes génitales, sur la face interne qui regarde le mésentère. Parmi les cellules de cet épithélium germinatif, quelques-unes s'hypertrophient, affectent une forme plus ou moins arrondie, à protoplasma clair, à noyau gros et granuleux : ce sont les ovules primordiaux.

D'après Waldeyer, ces phénomènes se produisent, quel que doive être le sexe de l'embryon.

Mais, bientôt, va se faire la différenciation sexuelle : des poussées épithéliales s'enfoncent dans le tissu conjonctif embryonnaire de la saillie sous-jacente du corps de Wolff, formant ainsi des cordons pleins dans l'intérieur desquels se voient les ovules primordiaux; ce sont les tubes de Pflüger.

Plus tard ces tubes s'étranglent et sont segmentés par des poussées conjonctives en grains séparés dont chacun représente un follicule de de Graaf.

Après avoir engendré ces cordons glandulaires, l'épithélium germinatif perd toutes relations avec eux : il forme à la glande génitale un revêtement de cellules cylindriques dans lequel on ne trouve plus d'ovules primordiaux.

D'après cette théorie, ovule et membrane granuleuse auraient donc une origine commune : l'épithélium germinatif.

Ce n'est pas l'opinion de Kolliker qui leur assigne une origine différente : l'ovule dériverait seul de l'épithélium germinatif, la membrane granuleuse, elle, provenant des cordons médullaires émanés du corps de Wolff par bourgeonnement.

Pathogénie. — Quoi qu'il en soit, ces données embryologiques nous expliquent le développement des tumeurs qui nous occupent. En effet, que l'une des invaginations de l'épithélium germinatif dans le stroma ovarien vienne à s'étrangler, elle va devenir « cavité close ». Puis, son épithélium continuant à sécréter, le kyste grandit. Parallèlement, les cellules épithéliales proliférant, des cavités secondaires se grefferont sur la première et pourront soit en rester séparées, soit se fusionner avec elles. Il s'en suivra la formation d'un kyste uni ou multiloculaire.

D'un autre côté, il suffira que la prolifération soit plus papillaire que glandulaire pour que l'on soit en présence d'un kyste végétant, acheminement vers la tumeur végétante proprement dite.

En somme, le premier stade vers la tumeur végétante est le kyste ; à une deuxième phase, le kyste devient végétant ; enfin, si les néoformations se multiplient et s'accroissent suffisamment, la poche kystique se rompt, et les végétations, libres désormais, continuent à proliférer au dehors : le kyste végétant est devenu une véritable tumeur végétante (Pfannenstiel, Olshausen, Coblentz, Gusserow, Quénu).

Cette transformation peut s'opérer soit par usure lente de la paroi, soit, au contraire, par déhiscence brusque, à la suite par exemple d'une forte contusion qui peut provoquer l'éclatement de la poche et l'extension des masses papillaires. Une simple ponction au trocart pourra, d'ailleurs, avoir les mêmes conséquences, à moins qu'elle ne soit en outre la cause de greffes secondaires. C'est pourquoi Tédenat recommande d'exclure de la thérapeutique de ces affections : la ponction exploratrice ou curatrice.

Mais, s'il n'y avait que l'épithélium du tube de Pflüger à former le kyste, celui-ci serait toujours congénital : c'est l'opinion de Waldeyer.

Cependant, une invagination postérieure de l'épithélium superficiel de l'ovaire doit pouvoir aboutir au même résultat : le kyste ne serait donc pas fatalement congénital. Cette façon de voir paraît consacrée depuis les travaux de Malassez, de Sinéty, Quénu, Coblentz, Flaischlen, etc.

D'un autre côté, l'embryologie oblige à admettre que l'épithélium de l'ovaire n'est point le seul à incriminer dans la genèse des tumeurs qui nous occupent. En effet, comme ce dernier, l'épithélium des follicules de de Graaf vient de l'épithélium germinatif de Waldeyer; il doit donc avoir les mêmes aptitudes à proliférer et à donner naissance à des végétations papillaires. Quénu, Steffeck l'affirment, et des faits observés par Pozzi et Bèaussenat viennent à l'appui de cette opinion.

D'autres auteurs ont voulu chercher l'origine des kystes papillaires dans les restes du corps de Wolff;

ce qui expliquerait leur siège variable, au niveau du hile de l'ovaire, pour A. Doran ; aux dépens du parovaire d'après B. Sutton. Williams et Freeborn ne sont pas d'accord à ce sujet avec leurs compatriotes : pour eux ces tumeurs sont purement ovariennes; ils admettent pourtant une origine tubaire, la muqueuse de la trompe proliférant dans le stroma ovarien.

En résumé, d'après les connaissances actuelles, ces tumeurs papillaires proviennent en majeure partie de l'épithélium germinatif (tubes de Pflüger, ou follicules de de Graaf), mais elles peuvent aussi tirer leur origine du canal de Gartner, et enfin des débris du corps de Wolff, débris situés soit dans le hile de l'ovaire, soit dans l'épaisseur du ligament large.

Anatomie pathologique. — Conformation extérieure. Nous avons vu à propos de la genèse des tumeurs papillaires de l'ovaire que ce sont des néoformations épithéliales avec prolifération active du substratum conjonctif. On trouve ainsi à la coupe de véritables tumeurs mixtes, tantôt uniloculaires, tantôt multiloculaires, dans lesquelles les kystes proprement dits l'emportent sur les végétations, c'est-à-dire la prolifération glandulaire sur la prolifération papillaire.

Pourtant on observe des cas dans lesquels la prolifération papillaire paraît exister seule ; on ne voit à la coupe aucune cavité kystique et l'on est tenté de prendre ces tumeurs, plus rares que les précédentes, comme aussi moins volumineuses, pour des tumeurs solides : elles forment la seconde variété des tumeurs végétantes de l'ovaire.

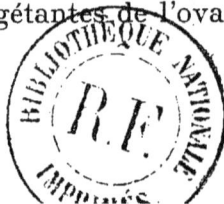

2

Cet aspect aurait certainement occasionné de nombreuses discussions quant à l'unicité d'origine des diverses tumeurs végétantes, si le microscope n'était venu donner la preuve de cette unicité.

En effet, on reconnaît au microscope l'existence, comme dans la variété précédente, d'invaginations épithéliales avec de toutes petites cavités kystiques ; il y a donc eu tout simplement régression des cavités primitives plus grandes au profit des végétations.

A côté de ces deux aspects morphologiques, les tumeurs végétantes en présentent un troisième, beaucoup plus rare, il est vrai. Dans les cas de ce genre, l'ovaire qui a conservé sa forme et son volume présente une surface recouverte de fines granulations, comme s'il avait été « enduit d'une matière visqueuse, et saupoudré ensuite d'un sable sec et fin ». C'est le papillome superficiel de Patton. Décrite la première fois par Prochaska, cette altération a été observée depuis par Gusserow, Coblentz, Marchand, Pozzi. D'après Olshausen, on pourrait peut-être invoquer, comme cause de ces papillomes superficiels, une irritation venue de la trompe avec prolifération consécutive. Quoi qu'il en soit leur nature est la même que celle des variétés précédentes.

D'ailleurs, au point de vue pratique, cette question de l'unicité d'origine n'a qu'une importance secondaire.

Vegetations. — L'aspect général des tumeurs végétantes de l'ovaire est assez varié ; les caractères morphologiques de chaque végétation en particulier sont encore beaucoup plus variables.

« Tantôt transparentes à la façon de môles hyda-
tiformes, tantôt rouges et charnues à la façon des
fongosités, elles sont d'autres fois blanc grisâtre et
fibreuses comme des papillomes vasculaires, comme
des angiomes, ou, enfin, d'aspect glandulaire. Les
différentes formes microscopiques peuvent exister
sur la même tumeur, quoique le plus souvent un
certain type prédomine » (Malassez et de Sinéty).

Leur consistance est aussi variable ; quelquefois
molles et saignant facilement, elles sont, d'autres
fois, dures, résistantes et peu vacularisées, ce qui
entraîne une différence de coloration variant du
blanc nacré au rouge plus ou moins foncé. Quand
elles sont jaunâtres, ce qui n'est pas rare, c'est
qu'elles ont subi la dégénérescence graisseuse ou
bien que des dépôts calcaires étant venus se faire à
la base des papilles, autour des vaisseaux, ceux-ci
ont été plus ou moins oblitérés (Virchow).

D'après Thornton, cette infiltration de sels de
chaux serait le résultat d'un processus de régression,
tandis que Pfannenstiel pense qu'il s'agit tout simplement d'un apport exagéré de ces sels par le cou-
rant sanguin.

Que dire du mode d'implantation, du genre de
groupement de ces végétations ? Ils sont essentielle-
ment variables, comme tout dans ces tumeurs. « Les
unes sont isolées, sessiles ou implantées sur un
pédicule plus ou moins large ; les autres sont con-
fluentes, formées par l'agglomération de ramuscules
déliés, pampiniformes, formés, eux aussi, de bour-
geons dendritiques plus petits. L'ensemble donne à la
surface un aspect tantôt lisse et velouté (petites végétations en plaques), tantôt mamelonné et granuleux
(végétation en verrue, *cauliflower ovarian tumor*,

des Anglais). Ces végétations peuvent recouvrir la surface entière de la tumeur et s'étendre sans ligne de démarcation nette sur le péritoine pelvien qui recouvre les organes voisins » (Legueu).

Siège. Propagation. — Dans la plus grande partie des cas, ces tumeurs sont bilatérales : 52 % (Martin), 50 à 75 % (Penrose), 75 % (Olshausen, Pfannenstiel, Lerch). Notre maître, le Dr Legueu affirme même qu'elles sont toujours bilatérales et la clinique semble lui donner raison puisque dans le cas où l'on a enlevé l'ovaire d'un seul côté, il y a presque toujours eu récidive de l'autre côté.

L'étude que nous avons faite du point de départ primitif de ces tumeurs nous explique leur siège variable sur l'ovaire, sur le péritoine ou dans l'épaisseur même du ligament large où elles prennent naissance aux dépens des débris du corps de Wolff.

A. Doran admet, comme étant la règle, leur situation extra-péritonéale.

Quoi qu'il en soit de leur point de départ primitif, à la surface ou sous le péritoine, ces tumeurs végétantes, quelquefois franchement pédiculées, contractent le plus souvent des adhérences avec la séreuse et le tissu cellulaire pelvien. Leur développement peut être tel qu'elles remplissent (comme dans plusieurs de nos observations) le cul-de-sac de Douglas, refoulant l'utérus, et, parfois, l'immobilisant complètement, ainsi que les autres organes pelviens, rectum, vaisseaux, uretères et vessie. Bien plus, dans un cas cité par le professeur Tédenat, une masse végétante du poids de 600 grammes avait décollé le feuillet antérieur du ligament large et s'était insinuée entre le péritoine et les plans musculaires de

la paroi antérieure de l'abdomen jusqu'au voisinage
de la ligne ombilicale.

Dans certains cas, on a vu les végétations se propager de proche en proche et arriver au contact
direct du côlon ilio-pelvien, pouvant amener tôt ou
tard de l'occlusion intestinale comme Drysdale en
a signalé un cas.

Malgré les tendances envahissantes et destructives
de ces végétations, Tédenat croit qu'elles ne pé-
nètrent jamais profondément dans le tissu des
organes adhérents. Pourtant Cazenave cite, dans sa
thèse, une observation d'Oliver où, à l'autopsie
d'une malade, on trouva une double perforation de
la vessie et du côlon iliaque par une tumeur papillaire. Il en était résulté une fistule vésico-intestinale
et une péritonite mortelle.

Dans un autre cas, cité par Playfair, une malade
succomba à une hématocèle abondante occasionnée
par une tumeur végétante pelvienne qui avait inté-
ressé des vaisseaux d'un certain calibre.

Enfin, dans une des observations que nous rapportons, Freeborn a opéré une malade chez laquelle les
deux trompes étaient remplies de végétations et
complètement obstruées.

A la surface de la séreuse, les végétations ne ren-
contrant pas d'obstacles vont envahir l'intestin,
l'épiploon, le mésentère et amener là encore des
troubles considérables sur lesquels nous aurons à
revenir en parlant de l'ascite.

Infection à distance, greffes, métastases. — Nous
venons de voir ces tumeurs végétantes se propager
aux organes voisins — par contiguité. — Ce n'est là
qu'un des modes d'envahissement. En effet, nom-

breuses sont les observations de tumeurs proliférant :
— à distance — par greffes ou métastases.

Ici encore nous en retrouvons sur l'intestin grêle,
le mésentère, l'épiploon, la face inférieure du foie,
sur la rate et même sur la face péritonéale du
diaphragme.

Presque tous les auteurs indiquent l'ascite comme
facteur de ces diverses disséminations. Cazenave veut
faire intervenir surtout les mouvements péristal-
tiques de l'intestin : cette influence a été bien peu
notée par les auteurs.

Mais l'ascite ne suffit plus quand il s'agit d'expliquer la présence de végétations sur la plèvre costale
et pulmonaire. L'existence des puits lymphatiques du diaphragme nous semble suffisante pour
permettre cette propagation.

Quant aux végétations secondaires signalées sur
les valvules sigmoïdes de l'aorte (Freund) et dans le
rein (Segond), on est bien forcé pour expliquer leur
développement d'admettre le transport, par la voie
sanguine, de cellules détachées de la tumeur primitive.

Qu'on les désigne sous le nom de « dissémination »,
« transplantation », « greffes », etc., ces sortes de
végétations secondaires, tout comme les végétations
secondaires par contiguïté, présentent exactement
les mêmes caractères macroscopiques et microscopiques que la tumeur primitive. Elles déterminent
toujours sur le péritoine une inflammation chronique
caractérisée par de l'épaississement, de la rougeur et
des adhérences membraneuses.

Contenu des tumeurs kystiques. — Le liquide contenu dans celles de ces tumeurs végétantes à prédo-

minance kystique a des caractères variables : Freeborn l'a trouvé généralement jaunâtre, de consistance aqueuse, de réaction alcaline, albuminurique. D'autres fois, il peut être d'aspect gélatineux et de couleur noire.

Dans une observation de Chr. Martin, il était couleur café au lait et contenait de la cholestérine en abondance.

Dans celle de Beyea, il était clair, fluide, séreux. Enfin, Baldy rapporte que le contenu de la tumeur enlevée par lui était épais, noirâtre, de couleur chocolat.

Conformation intérieure. — En dehors du liquide que renferment leurs parties kystiques, ces tumeurs peuvent parfois être remplies et distendues par des végétations.

Les unes ont eu un développement surtout externe par rapport à la tumeur et après avoir fait leur déhiscence ont continué à proliférer à l'extérieur. Mais, d'autres fois, les végétations, n'ayant eu qu'un faible accroissement, sont restées dans les cavités kystiques.

Enfin, dans les très petits kystes, il arrive qu'à l'œil nu, on ne puisse distinguer de végétations, mais le microscope permet toujours d'en retrouver.

De la nature, de l'aspect, de la structure de ces végétations internes, nous n'avons rien à dire, ces différents caractères étant exactement les mêmes que ceux des végétations externes.

Quant à l'ascite qui existe presque toujours en quantité plus ou moins grande, son abondance, d'après Legueu, n'a aucun rapport avec le volume et le nombre des végétations. Comme c'est un des symptômes capitaux des tumeurs végétantes, nous nous réservons d'en faire l'étude au chapitre de la symptomatologie.

Structure. — Les végétations si différentes au point de vue macroscopique présentent toutes à leur surface un épithélium de revêtement et au-dessous un stroma.

. Nous empruntons à notre maître Legueu, les détails de structure :

L'épithélium cylindrique ou à cils vibratiles est tantôt formé d'une seule couche glandulaire, et présente les caractères de l'épithélium glandulaire ; tantôt il se développe d'une façon atypique : il est stratifié, polymorphe et présente de grandes analogies avec le tissu épithéliomateux.

Le stroma est purement conjonctif : il sert de soutien à l'épithélium. Des vaisseaux peu développés se voient à son centre. Dans certaines variétés cependant le tissu conjonctif de la végétation présente des altérations propres ; on y voit l'infiltration par de petites cellules embryonnaires qui rappellent le sarcome, le fibro-sarcome ; d'autres fois on y trouve un tissu myxomateux ou colloïde, ou un développement vasculaire et caverneux comme dans l'angiome.

Ces variations dans la structure de l'épithélium et du stroma rendent très difficile la classification des tumeurs végétantes. Pourtant, une fois développée, la tumeur évolue vers deux types principaux de structure que Pfannenstiel appelle : adénome papillaire simple et adéno-carcinome.

L'adénome papillaire simple correspond au type régulier de la végétation tel que nous l'avons décrit ; dans quelques cas les cellules subissent la dégénérescence colloïde et l'altération spéciale du péritoine qui en résulte a été décrite à tort sous le nom de péritonite colloïde par Péan ou de péritonite pseudo-myxomateuse par Werth.

L'adéno-carcinome est constitué lorsque l'épithélium, de régulier et nettement cylindrique qu'il était, devient, dans certaines tumeurs, polymorphe, métatypique. Entre les végétations il pousse des boyaux pleins dans le stroma intermédiaire : et il est impossible d'établir histologiquement une différence entre cette lésion et le cancer. C'est le cancer, au sens vrai du mot, c'est l'épithélium avec toute la malignité que ce terme comporte par lui-même en général.

Le tissu conjonctif de la végétation subit lui-même quelques modifications : il prend souvent une apparence de sarcome par suite de l'abondante prolifération embryonnaire qui s'y développe.

Clinique.

Les tumeurs végétantes de l'ovaire sont relative- ment fréquentes ; si nous consultons les statistiques, nous voyons, en effet, que sur 284 ovariotomies, Olshausen a trouvé 32 kystes papillaires, soit envi- ron 12 $^o/_o$; Creig-Smith accuse une moyenne de 10 $^o/_o$; Tédenat, enfin, sur une liste de 382 opéra- tions ovariennes note 34 ovariotomies pour tumeur papillaire, ce qui donne un pourcentage de 11 $^o/_o$.

On les observe surtout à l'âge adulte et pendant la période d'activité sexuelle de la femme, de 30 à 50 ans ; mais on en a observé des cas dès l'âge de 8 ans (Beyea) et chez des femmes ayant depuis long- temps dépassé l'âge de la ménopause.

L'existence de grossesse antérieure ne paraît jouer aucun rôle dans la genèse de ces tumeurs, pas plus, d'ailleurs, que l'hérédité.

Les auteurs ne sont pas d'accord sur leur bilaté- ralité. D'après Stephen Howell, par exemple, on la trouve dans 75 $^o/_o$ des cas ; Tédenat donne une moyenne un peu plus faible, 58 $^o/_o$ environ. Mais la plupart des auteurs actuels admettent que la bilaté- ralité est la règle, et si, parfois, elle a pu passer ina- perçue au cours d'une opération, c'est que les ovaires ne sont pas fatalement pris, tous deux en même temps, et qu'au contraire, les lésions évoluent le plus souvent successivement. D'ailleurs, les récidives sur un ovaire considéré comme sain et laissé dans l'abdomen ; en sont une preuve bien frappante.

Symptomatologie. — Les tumeurs végétantes débutent toujours d'une façon insidieuse ; ce n'est, en général, que lorsque la femme s'aperçoit de l'augmentation du volume de son ventre, qu'elle vient consulter. Dans presque toutes les observations que nous rapportons, il n'y avait eu antérieurement aucun trouble de la menstruation ; dans un cas, seulement, la malade avait remarqué depuis longtemps l'abondance de ses règles et leur plus longue durée.

L'ascite est donc le symptôme le plus précoce, bien que son existence se révèle sous des aspects très différents.

C'est surtout à partir du moment où la séreuse est envahie que cette ascite devient plus abondante : toutefois, elle existe déjà, alors que la lésion est encore limitée. D'ailleurs, il ne paraît y avoir aucun rapport entre le volume et le nombre des végétations et la quantité du liquide trouvé dans l'abdomen. On peut voir des kystes papillaires sans végétations externes, s'accompagner d'une ascite intense, tandis que dans certains cas de tumeurs végétantes volumineuses on peut à peine constater sa présence.

Quoiqu'il en soit, si l'abondance du liquide épanché est variable, du moins est-elle, le plus souvent considérable. Une malade dont l'observation est rapportée dans la thèse d'Apostolakis, fut en treize ans cinquante-cinq fois ponctionnée, chaque ponction évacuant une moyenne de vingt-cinq litres.

Bien plus, une malade de Peaslee subit en treize ans six cent cinq ponctions, chiffre tellement énorme qu'on a peine à l'admettre.

Ces faits prouvent bien la rapidité avec laquelle peut se reproduire le liquide.

Ses caractères sont très variables : tantôt, limpide, séreux, de couleur citrin, il est assez souvent teinté de sang, quelquefois gélatineux, rarement colloïde (Obs. IV). On pourra en tout cas le distinguer des autres variétés d'ascite par sa richesse en matériaux fixes : la moyenne pour Quénu serait de 75 à 80 gr. ; mais d'après Cazenave on a pu trouver jusqu'à 100 et 106 grammes de résidus solides par litre. Coblentz a trouvé que sa densité variait entre 1006 et 1020. Le microscope y révèle fréquemment la présence de cellules épithéliales cylindriques avec ou sans cils vibratiles, de cellules caliciformes et de cellules graisseuses.

On a longtemps discuté sur la pathogénie de cette ascite ; certains auteurs ont voulu l'attribuer à la compression des grosses veines : cette compression, il est vrai, doit exister dans les cas où toute la cavité pelvienne est remplie par la tumeur végétante, lorsque tous les organes qu'elle contient ne forment plus qu'une seule masse, cimentée par les végétations secondaires ; mais ce fait donnerait plutôt l'explication de l'œdème des jambes et des cuisses, qui est noté comme précoce dans plusieurs des observations que nous publions.

Actuellement, on admet, avec Quénu, que l'ascite est due au produit de la sécrétion des végétations. Celles-ci, constituant de véritables tubes épithéliaux pseudo-glandulaires, sécréteraient une substance agissant par osmose sur le péritoine et provoquant une hypersécrétion. Nous croyons toutefois, avec Cazenave, que l'irritation mécanique due aux végétations papillaires peut suffire pour expliquer la production de l'ascite.

Tédenat invoque, en outre, la transsudation facile du sérum sanguin par le grand nombre de vaisseaux que contient la masse néoplasique.

Quelle que soit sa pathogénie, l'ascite est un symptôme de la plus haute importance au point de vue du diagnostic précoce ; il faut donc la rechercher avec soin

En général, en même temps qu'elle, parfois même plutôt, apparaissent de violentes douleurs dans les deux fosses iliaques, avec maximum d'intensité au niveau de l'hypogastre et irradiations vers les flancs et la racine des cuisses.

Dans certains cas ces douleurs s'apaisent avec l'apparition des règles ; dans d'autres, au contraire, mais plus rares, on a noté leur exagération (Beyea).

Il est fréquent, de plus, de les voir s'accompagner de troubles du côté de la vessie : incontinence, rétention, parfois douleur à la miction, et de ténesme ano-rectal.

Quand l'ascite n'est pas trop considérable, la palpation abdominale permet en général de reconnaître facilement l'existence d'une ou de plusieurs tumeurs, plus ou moins volumineuses ; on peut également percevoir, mais plus rarement, des inégalités à la surface de l'intestin, des nodosités disséminées dans l'abdomen et qui éveillent l'idée d'une péritonite tuberculeuse ou néoplasique.

Lorsque, au contraire, l'abdomen est par trop tendu, tout examen sérieux est impossible, et l'on est alors amené à pratiquer, au préalable, une ponction.

Le toucher vaginal donne des renseignements très

intéressants : lorsque l'évolution est déjà avancée on trouve un utérus immobile, enclavé au milieu de masses nombreuses. Les culs-de-sac du vagin n'existent plus, remplis qu'ils sont par ces tumeurs de forme irrégulière et de consistance variable, peu ou pas sensibles au toucher.

Le palper combiné permet de reconnaître la grande diffusion de ces masses végétantes, car il est impossible de retrouver le fond de l'utérus. Un symptôme important au point de vue du diagnostic et bien mis en relief par Duret est donné par la palpation bi-manuelle : lorsque l'ascite est peu abondante, on peut sentir indépendamment d'elle, une tumeur molle donnant à la main qui explore la sensation d'une éponge.

Parfois les malades viennent consulter connaissant l'existence de leur tumeur : la malade de l'observation X, opérée par John Martin, sentait sa tumeur grossir et diminuer successivement au moment et dans l'intervalle de ses règles, ce qui lui faisait dire que sa tumeur « allait et venait ». Ce phénomène a été observé dans un certain nombre d'autres cas.

Il nous faut citer encore l'existence, plusieurs fois constatée (Demons, Strübe), d'hydrothorax, ce qui s'expliquerait par la présence de noyaux métastatiques sur la plèvre.

Nous avons recherché dans les différentes observations que nous reproduisons, l'influence de l'affection sur les ganglions lymphatiques voisins et éloignés.

Dans la plupart des cas, il n'en est point fait mention, pas plus que dans les traités de gynécologie.

De l'avis de plusieurs auteurs même (J. Martin, Tédenat), la généralisation se fait rarement par les lymphatiques et, partant, les ganglions sont exceptionnellement tuméfiés. Cependant Freeborn dans l'observation VII, que nous relatons ici, a trouvé les ganglions inguinaux hypertrophiés. Beyea cite des cas dans lesquels on a trouvé, indurés, les ganglions retro-péritonéaux et même les ganglions sus-claviculaires.

La malade peut rester longtemps sans que son état général se ressente de la présence de sa tumeur ovarienne ; le plus souvent, cependant, elle présente des troubles gastro-intestinaux, ses forces l'abandonnent, elle maigrit rapidement et si l'on n'intervient pas, une cachexie profonde s'établit et la malade meurt dans le marasme.

Le rôle de l'ascite et des ponctions dans cette terminaison fatale doit être considérable, puisque chaque ponction est une véritable saignée. Nous relatons toutefois, dans nos observations, des cas de guerison après des ponctions innombrables.

Rappelons à ce propos l'observation de Peaslee : la malade qui en fait l'objet subit en treize ans 605 ponctions sans présenter aucun signe de cachexie.

La malade de l'observation XV, soignée par Strübe, fut ponctionnée 88 fois après son opération et cependant elle guérit.

Complications. — Nous avons vu que la tumeur végétante de l'ovaire était rarement pédiculée, en tout cas le pédicule, s'il existe, a toujours une base d'implantation assez étendue ; il s'ensuit que la torsion doit être extrêmement rare ; nous ne l'avons trouvée signalée dans aucune de nos observations.

Cependant Tédenat l'admet, tout en reconnaissant qu'elle est exceptionnelle, comme une complication très grave. Léopold, au contraire, dit qu'une légère torsion lente pourrait, en anémiant les tumeurs papillaires, amener leur dégénérescence graisseuse et l'arrêt définitif de leur évolution.

Une complication plus grave est certainement celle qui fut observée dans un cas rapporté par Cazenave : à l'autopsie d'une malade on trouva une double perforation de la vessie et du colon iliaque par une tumeur papillaire : il en était résulté une fistule vésico-intestinale et une péritonite mortelle.

A signaler encore : l'hématocèle abondante suivie de mort dans un cas cité par Playfair ; et enfin la généralisation dans le cas de carcinomatose.

Diagnostic.

Le diagnostic des tumeurs végétantes de l'ovaire peut se faire, et encore avec une facilité relative, à une période avancée de la maladie ; mais comme le traitement hâtif est de la plus haute importance pour l'avenir de la malade, il est indispensable de faire un diagnostic précoce.

L'analyse du liquide ascitique peut fournir quelques indications : nous avons vu qu'il était très riche en matériaux fixes. Sa nature sanguinolente est un caractère de grande valeur, de même que le signe de Duret : Quand l'ascite est peu abondante, on peut sentir indépendamment d'elle une tumeur molle donnant la sensation d'une éponge. Les irrégularités de ces tumeurs, leur extension ordinaire à tout le bassin, l'immobilité de l'utérus enclavé dans la masse végétante, un état général défectueux enfin, sont des symptômes absolument caractéristiques.

Le diagnostic différentiel de ces tumeurs devra se faire d'abord avec les kystes simples de l'ovaire. L'ascite indique, en général, la nature végétante de la tumeur ; il est rare, en outre, que le palper abdominal ne donne pas quelques indications spéciales, de par la constatation d'irrégularité de consistance, d'inégalités à la surface de l'intestin, de nodosités disséminées dans l'épiploon.

3

Enfin, si les culs-de-sac vaginaux sont remplis de masses irrégulières, bosselées, dures surtout, si la tumeur a une marche relativement rapide, si l'état général est atteint, ce n'est plus le kyste bénin, c'est la tumeur maligne en voie de généralisation.

Avant de rechercher en présence de quelle variété de tumeur de l'ovaire il se trouve, le chirurgien doit d'abord s'attacher à savoir si c'est une tumeur ou un kyste de cet organe. A ce point de vue il faudra éliminer, aussi bien pour les tumeurs végétantes que pour les simples kystes, toutes les affections de l'abdomen, qui peuvent présenter des symptômes analogues, et cela, que la tumeur soit pelvienne ou abdominale.

Dans son traité de gynécologie, le Dr Legueu traite magistralement de ces multiples diagnostics.

Il est cependant deux sortes d'affections qui peuvent plus spécialement simuler les tumeurs végétantes de l'ovaire : ce sont les suppurations pelviennes et la péritonite tuberculeuse.

Dans le premier cas, en effet, comme dans les tumeurs qui nous occupent, toute la cavité pelvienne peut être remplie, les organes ne formant plus qu'un bloc indistinct; mais on retrouve des antécédents d'infection dans les suppurations pelviennes; elles ne s'accompagnent pas d'ascite, n'ont pas l'irrégularité et la marche apyrétique des tumeurs végétantes.

Quant à la péritonite tuberculeuse surtout localisée au petit bassin, il est plus difficile d'en faire la distinction : pourtant la douleur à la pression sur laquelle a tant insisté Guéneau de Mussy, le volume et la consistance moindre des irrégularités que l'on sent au toucher, l'existence d'autres manifestations tuberculeuses, aideront puissamment au diagnostic.

Mais il est certainement des cas où le diagnostic sans laparatomie, ou, du moins, sans ponction exploratrice, est impossible.

De même la distinction d'avec le cancer du péritoine prête facilement à confusion.

Pronostic.

D'après l'étude clinique et anatomo-pathologique, les tumeurs végétantes de l'ovaire se divisent en deux grandes classes : les bénignes et les malignes.

Au seul point de vue pratique, les subdivisions de Pfannenstiel sont donc peu importantes : « la malignité de ces tumeurs n'est pas tant dans leur struction anatomique que dans le séjour plus ou moins prolongé de la lésion dans la cavité abdominale » (Bouilly).

En effet, d'après les observations que nous avons recueillies et l'opinion des différents auteurs que nous avons consultés, les récidives et la mort consécutive s'observent surtout dans les cas où l'opération a été incomplète, de par les adhérences déjà contractées avec les organes voisins et les greffes ; au contraire dans les cas où l'opération a été faite de bonne heure, la guérison arrive plus fréquemment.

Ce n'est pas à dire pour cela que les cas où existent des adhérences ou des greffes sur le péritoine, soient désespérés, car nous avons relaté des observations dans lesquelles on enleva simplement les tumeurs primitives et qui guérirent soit immédiatement, soit après un plus ou moins grand nombre de ponctions. Ces cas appartiennent surtout aux tumeurs papillaires de type anatomiquement bénin. La malade de Meinert était vivante et guérie huit ans après l'opération, celle de Thornton, neuf ans et

demi, celle de Lomer, quatre ans et demi, celle de
Baker-Brown, sept ans, celle de Flaischlen, onze
ans. Le cas le plus frappant est celui de Beyea : il
opéra une malade qui présentait sur le péritoine des
millions de petites végétations papillaires : la tumeur
primitive étant enlevée, la malade alla bien pendant
plus de quatre ans.

Par conséquent, s'il s'agit d'une tumeur primitive
bénigne, les végétations secondaires ne sont pas d'un
pronostic fatal, loin de là : en dehors des cas que
nous venons de citer, Freund, Bouilly, Lawson,
Tait, Wendeler et d'autres ont constaté l'atrophie,
l'arrêt plus ou moins complet des implantations
secondaires après ablation de la tumeur initiale.

Quand la tumeur primitive est anatomiquement
maligne, il est certain que les chances de guérison
sont moins grandes, et, plus nombreuses, les chances
de récidives ; sur 20 cas d'adéno-carcinome papillaire de l'ovaire observés par Pfannenstiel nous
trouvons :

1 mort avant l'opération.

2 morts des suites de l'opération.

13 morts de récidives de deux mois à deux ans
et demi après (1 cas), en moyenne huit mois et
demi.

4 guérisons sans récidive connue (1 malade suivi
depuis cinq ans et demi).

Si cette statistique montre que les tumeurs aty-
piques récidivent plus facilement que les autres,
elles prouvent aussi que, même dans ces cas, la
guérison peut être obtenue ; par conséquent il est
donc extrêmement difficile d'établir une ligne de

démarcation bien nette entre bénignité et malignité des tumeurs végétantes.

C'est également l'opinion de Bouilly, qui, dans sa communication au congrès de chirurgie de 1897, disait : « Entre bénignité et malignité des tumeurs végétantes de l'ovaire, il y a l'épaisseur d'un cheveu. » Et il donnait un tableau statistique de 42 cas opérés par lui de kystes végétants papillaires.

Sur ces 42 opérées :

17 ont succombé rapidement.

6 autres dans les six mois et 2 inconnues, ce qui donne un total de 25.

Les résultats éloignés portent donc sur 17 cas.

Dans sept cas la guérison s'est maintenue ou paraît se maintenir après une seule opération :

Depuis 5 ans et	3 mois.	. . .	1 cas
» 3 »	10 »	. . . .	2 »
» 2 »	11 »	. . . .	1 »
» 1 »	10 1/2	. . . .	1 »
» 1 »	8 »	. . . .	1 »
» 1 an	. . .	. . . .	1 »

Dans deux cas la guérison s'est maintenue après récidive et seconde opération :

a) Récidive, deux ans et demi après ; guérie depuis cinq ans et neuf mois.

b) Récidive dix-huit mois après ; guérie depuis deux ans.

Dans un cas, mort sept ans après la première opération suivie de deux récidives opérées.

Dans quatre cas : récidive et mort survenues
après une période plus ou moins éloignée de l'opération (en moyenne 10 mois).

Les autres :

a) Récidive au bout de dix-huit mois ; mort dix-
huit mois après deuxième opération (suivie trois
ans).

b) Récidive au bout d'un an ; mort six mois après
deuxième opération (suivie dix-huit mois).

c) Récidive au bout de dix mois ; mort huit mois
après deuxième opération (suivie dix-huit mois).

En résumé, il est extrêmement difficile de porter
un pronostic ferme : d'un côté les tumeurs paraissant bénignes peuvent, par la suite, récidiver soit
parce que l'opération a été incomplète, soit parce
qu'il y a postérieurement dégénérescence carcino-
mateuse des lésions secondaires ; d'un autre côté.
les tumeurs vraiment malignes, si elles récidivent le
plus souvent rapidement et entraînent généralement
la mort dans l'espace d'une année, sont susceptibles
de guérison si elles sont enlevées hâtivement.

Traitement.

On a longuement discuté sur ce sujet, mais aujourd'hui, l'accord paraît être fait : il faut opérer les tumeurs végétantes de l'ovaire.

Il faut opérer parce qu'on ne peut pas dire à l'avance si la tumeur est bénigne ou maligne et qu'on n'a pas le droit de priver une malade d'une intervention qui, dans le doute, peut être utile ; il faut opérer parce que l'opération, même dans la tumeur maligne, peut amener la guérison ou en tout cas une longue survie (statistique de Pfannenstiel), si elle est faite assez hâtivement ; il faut opérer, même si l'opération doit être incomplète, à cause des adhérences ou de la généralisation des végétations secondaires, car on a vu la guérison survenir ou du moins une période de santé relativement bonne, soit que les végétations s'arrêtent dans leur évolution, soit qu'elles s'atrophient (Olshausen, Freund, Bouilly, Lawson, Tait, Wandeler, Tédenat) (1) ; il faut opérer enfin, même si l'ascite est

(1) M. Gilis cite le cas d'une malade qui présentait une ascite considérable jointe à un kyste papillaire. Une ponction donna 10 à 12 litres d'un liquide fortement coloré par le sang. Quelque temps après M. Gilis pratiqua une laparotomie ; la poche adhérait tellement qu'il fut impossible de la délimiter en arrière et en haut. Aussi, après l'avoir vidée de son contenu, constitué par des masses néoplasiques, M. Gilis fit-il la marsupialisation. La vessie, qui avait été ouverte, fut suturée, et la malade guérit très bien.

Deux ans après l'opération, l'état de la malade était excellent, une petite fistule seule persistait encore.

considérable, car c'est le moyen de la supprimer et nous avons cité au cours de ce travail des malades qui guérissaient après avoir subi à la suite de l'opération un nombre considérable de ponctions.

Il n'y a donc pas de contre-indication véritable à l'opération, à moins toutefois que l'état de cachexie de la malade soit si avancé, que son état général soit si mauvais, qu'il n'y ait crainte de mort immédiate de par l'anesthésie et le shock opératoire.

Comment faut-il opérer ? Nous rejetons avec tous les auteurs les opérations simplement palliatives ; ce qu'il faut c'est une opération aussi radicale que possible, une extirpation. Elle est en général facile quand les tumeurs sont bien limitées à l'ovaire ; comme le plus souvent elles sont adhérentes aux organes voisins, ayant plus ou moins infiltré les tissus de leurs parois, l'opération est laborieuse et ses difficultés sont portées au maximum quand la tumeur a pénétré dans le ligament large (Tédenat, Bouilly), car alors il faut beaucoup de doigté pour éviter la perforation de la vessie, du rectum ou des vaisseaux (1).

Quoi qu'il en soit, on s'attachera avant tout à enlever la plus grande partie de la tumeur et aussi des végétations secondaires. Tous les auteurs (Legueu, Gessner, Tédenat) sont d'accord également pour conseiller l'ablation des deux ovaires, même si l'un des deux paraît sain, car le plus souvent à l'incision on reconnaît qu'il est kystique avec végétations

(1) Terrillon dit que l'inclusion dans le ligament large est la plus grosse question de la chirurgie abdominale. Pour Tédenat, cette importance n'existe guère que pour les grosses tumeurs, l'essentiel est de reconnaître l'inclusion dès que le ventre est ouvert et d'aller droit au pédicule vasculaire.

papillomateuses et en tout cas il y a les plus grandes
chances pour qu'il devienne malade à son tour, dans
un délai plus ou moins long.

Quand il est impossible de tout enlever, ce qui est
assez fréquent, il convient de faire un drainage
tubulé et un drainage à la gaze, ainsi que le con-
seillent Pozzi, Legueu, Beyea. Dans un cas, ce dernier laissa pendant deux mois de la gaze stérilisée
dans la cavité ; il pense que l'irritation ainsi pro-
duite et probablement l'infection (staphylocoques)
ont amené la destruction des papillomes et sauvé la
vie de la malade. C'est pourquoi il engage, lorsque
l'extirpation ne peut être complète, à ouvrir les
tumeurs et à les bourrer de gaze ; on obtiendrait
ainsi la guérison ou du moins une amélioration
notable.

Malgré notre crainte de tomber dans des redites,
nous terminerons donc ce travail en disant : il faut
opérer les tumeurs végétantes toujours, complètement ou partiellement, à moins de contre-indication
absolue du côté de la malade.

OBSERVATIONS

~~~~~~~~~

OBSERVATION I (INÉDITE).

LEGUEU. — (Hôtel-Dieu. Paris, 1901.)

Kystes végétants des deux ovaires. — Laparotomie. Guérison.

E. L..., passementière, entrée le 17 avril 1901 à l'Hôtel-Dieu dans le service de M. Dieulafoy, y avait été soignée pour une péritonite tuberculeuse et ponctionnée pour ascite.

Mais, plus récemment on avait pensé que peut-être le diagnostic porté était inexact, et, d'ailleurs, dans un cas, comme dans l'autre, la thérapeutique devait être plus efficace.

Cette femme a commencé à être malade le 15 juillet 1899. A ce moment, elle prit froid, eut un frisson, accompagné de fièvre, d'anorexie, de diarrhée, de constipation et de douleurs dans l'abdomen, principalement sur le trajet des uretères. Urines rares présentant un dépôt purulent.

Depuis cette époque le ventre augmenta de volume progressivement et au mois d'octobre elle entra chez M. Dieulafoy où l'on diagnostiqua une péritonite tuberculeuse.

De décembre 1899 à mars 1901 elle fut ponctionnée sept fois. Chacune de ces ponctions donna successivement : 3, 4, 18, 6, 14, 12 et 13 litres d'un liquide citrin clair.

Après être sortie, la malade revient de nouveau chez M. Dieulafoy et enfin passe le 2 mai en chirurgie, salle Saint-Jean.

A l'examen on est tout frappé par son facies favorable : le

peu d'amaigrissement qu'elle présente coïncide mal avec l'hypothèse d'une péritonite tuberculeuse évoluant depuis 15 ou 20 mois.

Le ventre est considérablement développé, de façon régulière.

Lorsque la malade est couchée il s'étale : ventre de batracien. Lorsqu'elle est debout, au contraire, la distension se produit dans la région hypogastrique, comme il arrive toutes les fois qu'il y a du liquide ascitique libre dans le péritoine.

A la percussion on constate la présence de l'intestin dans la région ombilicale.

Les flancs sont mats ; mais sous l'influence des changements de position, matité et sonorité se déplacent : il y a donc de l'ascite, ainsi d'ailleurs que le prouvent les ponctions.

Il était indiqué d'examiner la cavité pelvienne pour voir si cette cavité contenait quelque chose de particulier.

Par le toucher, on trouvait bien dans les deux culs-de-sac de vagues tuméfactions encastrant l'utérus de chaque côté ; mais la palpation bi-manuelle étant impossible, les renseignements obtenus étaient absolument insuffisants.

Dans ces conditions M. Legueu demande à faire d'abord une ponction afin de débarrasser l'abdomen et de pouvoir ensuite explorer d'une façon plus complète.

Le 2 mai, il pratique sur la ligne ilio-ombilicale une ponction par laquelle on retire 3 litres et demi de liquide citrin non sanguinolent.

On arrête la ponction avant que la totalité du liquide soit évacuée, puis on procède à l'examen.

La cavité pelvienne est occupée des deux côtés, à droite et à gauche, par des masses d'origine vraisemblablement annexielles, et au niveau desquelles il est tout d'abord difficile de reconnaître l'utérus. On le trouve enfin dans sa situation normale, son fond se devinant dans la région hypogastrique.

A droit de l'utérus, une tumeur molasse, en contact, en bas, avec la paroi vaginale, s'étendant en haut jusqu'au niveau du détroit supérieur, et dont la palpation est douloureuse.

A gauche, une tuméfaction de même nature, vague, indécise, dont on peut difficilement préciser les limites, mais que l'on sent par le toucher vaginal et le palper abdominal, à la hauteur de la cavité pelvienne.

Dans tout le reste de l'abdomen rien d'anormal.

Pas d'empâtement, de tumeur ni de nodosité, et la paroi abdominale devenue dépressible permet une exploration facile et donne aux conclusions une rigueur absolue.

Dans ces conditions deux diagnostics se posent :

Ou bien péritonite à forme ascitique, et à point de départ annexiel,

Ou bien tumeur ovarienne avec réaction péritonéale.

M. Legueu rejette l'hypothèse d'une péritonite tuberculeuse parce que :

1o Il n'y a dans le passé de cette malade aucun antécédent de tuberculose ; ni elle ni son enfant n'ont présenté la moindre manifestation de tuberculose ; toujours bien portante, elle n'a jamais toussé, jamais eu ni bronchite ni hémoptysie, et enfin elle a peu maigri.

2o Son état général contraste avec cette hypothèse ; malgré un léger amaigrissement elle a conservé, dans l'intervalle de ses ponctions, une santé parfaite qui lui permettait de s'occuper des soins de son ménage, ce qui s'accorde mal avec l'hypothèse d'une péritonite tuberculeuse, laquelle, déprimante au premier chef, aurait déprimé cette femme d'une façon beaucoup plus intense.

3o Il est encore difficile d'accepter l'idée de tuberculose, car il ne s'agit ici que d'une ascite intra-péritonéale, et il faudrait alors admettre que l'on est en présence de la forme ascitique. Celle-ci existe quelquefois, mais il serait exceptionnel qu'avec une tuberculose péritonéale durant depuis deux ans et ponctionnée sept fois, on ne trouve ailleurs aucun noyau ni aucune masse d'empâtement en un ou plusieurs points de la cavité péritonéale.

4o Enfin s'il s'agissait de tuberculose, ce serait seulement de tuberculose annexielle primitive avec tuberculisation péritonéale secondaire. Et les caractères des lésions ne sont pas ceux d'une salpingite tuberculeuse, dans laquelle des masses aussi grosses que celles constatées ici seraient beaucoup plus dures, plus douloureuses et s'accompagneraient de fièvre.

Le diagnostic de tuberculose étant éliminé, il reste deux

hypothèses à discuter : il s'agirait de tumeur maligne des deux ovaires avec généralisation péritonéale ou bien de tumeurs végétantes. Ce sont là d'ailleurs deux affections de même famille et qui ne représentent qu'une échelle de gravité dans l'histoire des kystes ovariens.

L'intégrité générale, l'absence de bosselures dans l'épiploon et le défaut d'induration dans les culs-de-sac, sont les trois raisons qui permettent de penser que cette malade n'a ni cancer, ni généralisation péritonéale cancéreuse.

Aussi le diagnostic porté est-il : tumeurs végétantes des deux ovaires.

Comme ces tumeurs semblent encore douées d'une certaine mobilité, il n'y a aucune contre-indication à intervenir et M. Legueu se décide à pratiquer la laparotomie.

Laparotomie le 6 mai sous anesthésie chloroformique.

> Opérateur, M. Legueu.
> Aide, M. Duclaux.
> Chloroformisateur, M. Béné.

Après les préparatifs d'usage la paroi abdominale est incisée au-dessous de l'ombilic, et la malade conservée dans la position horizontale jusqu'après l'ouverture du péritoine pour l'évacuation de l'ascite.

Dès l'ouverture, s'écoule un liquide citrin légèrement teinté de sang et, lorsque ce liquide s'est écoulé d'une quantité évaluée à un litre et que la cavité péritonéale paraît étanche, la malade est placée dans la situation déclive, et le champ opératoire circonscrivant la cavité pelvienne est constitué.

A ce moment, on aperçoit dans cette cavité des masses végétantes qui la comblent en totalité.

L'utérus apparaît à peine par son fond au niveau de ces masses qui ont l'aspect du frai de grenouille et ressemblent très nettement à ce qui a été décrit depuis longtemps par Péan.

Du doigt, M. Legueu cherche à circonscrire leur point d'implantation.

Il reconnaît qu'elles n'adhèrent pas au péritoine et trouve le cul-de-sac postérieur complètement rempli par elles.

Du côté droit ces masses sont arrachées par morcellement digital : on les cueille à pleine main ; libres d'adhérences elles se laissent facilement extirper ainsi que l'ovaire dont elles font partie et qui est, d'ailleurs, à peine reconnaissable.

Au milieu de ces masses végétantes beaucoup de petits kystes sont enlevés en même temps.

Du côté gauche on trouve aussi des masses végétantes présentant les mêmes caractères, mais là elles ont contracté des adhérences avec l'intestin et l'S iliaque qu'il faut disséquer avec prudence pour ne pas l'ouvrir. Ces adhérences sur l'S iliaque s'étendent sur une longueur de 5 centimètres et nécessitent l'ablation d'une partie de l'épaisseur de l'intestin. La muqueuse n'est pas ouverte et l'on fait seulement à ce niveau une suture de soutien. Les masses végétantes sont alors enlevées de la même façon, par morcellement, par arrachement, ainsi que l'ovaire, leur point d'implantation, qui est séparé par un trait de ciseau du bord supérieur du ligament large.

Au milieu de la cavité pelvienne, maintenant libérée, l'utérus apparaît seul. On l'enlève en faisant une hystérotomie supra-vaginale ; puis ablation des deux trompes.

Ligature des artères, des ligaments ronds et des artères utéro-ovariennes ; fermeture du moignon du col par un surjet de catgut, après cautérisation de sa muqueuse.

Péritonéisation de la surface cruentée.

Avant de refermer la cavité péritonéale on constate qu'il n'y a sur l'intestin, ni sur le péritoine sain et libre, aucune végétation de même nature.

Comme il s'est produit un léger suintement, on maintient dans le cul-de-sac postérieur une mèche de gaze aseptique et par devant elle un drain en caoutchouc, de façon à permettre au liquide ascitique qui n'a pas été évacué et qui s'est accumulé dans les masses intestinales de s'évacuer lorsque par la position horizontale il redescendra à nouveau dans la cavité pelvienne.

La paroi abdominale est suturée par trois plans comme d'habitude.

L'opération a duré 40 minutes.

Suites opératoires simples. La malade n'eut pas de fièvre et fut purgée le deuxième jour ; la mèche fut retirée le troisième et le tube le sixième.

A ce moment l'état général était parfait.

Le huitième jour il y eut un peu d'élévation de la température qui monta à 38°, on défit le pansement et on constata
qu'un des fils de la peau avait suppuré ; le fil est enlevé et on
décolle un petit abcès de 2 ou 3 grammes de pus, inclus dans
la paroi.

A la suite la température tomba et la malade poursuivit sa
convalescence sans encombres.

Les fils sont enlevés le 12e jour, la malade se lève le 21e, et
le 5 juin elle part guérie au Vésinet.

Examen histologique. — On trouve dans cette tumeur un
grand nombre de kystes microscopiques.

Avec un faible grossissement, on voit qu'elle est essentielle-
ment constituée par des saillies dont on voit les différentes
coupes sous le champ du microscope. Certaines de ces sections
sont rondes ou ovales ; mais, la plupart sont dentelées à la
périphérie et découpées à ce niveau en dents de scie longues
et fines.

A la surface se dessine un épithélium bien continu.

En examinant avec un fort grossissement on peut étudier la
partie interne de ces sections qui est constituée par du tissu
conjonctif ; sur quelques-unes, il s'agit d'un tissu avec beaucoup de noyaux allongés, quelques noyaux ronds, et, au
milieu, des petits vaisseaux remplis de globules rouges ; sur
d'autres, le tissu conjonctif est fasciculé, et renferme peu de
noyaux bien déliés et flexueux ; enfin il y en a où le tissu est
dissocié, constitué de fibrilles très tenues avec des cellules à
prolongements multiples qui rappellent le tissu muqueux.

A ce grossissement, on voit que l'épithélium est un épithélium cylindrique ; les cellules sont assez élevées et possèdent,
au milieu de leur protoplasma, un beau noyau allongé parallèlement au grand axe du corps cellulaire.

OBSERVATION II (INÉDITE).

Service de M. le D^r Le Bec. — (Hôpital Saint-Joseph.)

Cysto-épithéliome du côté droit. — Mort.

J .. D... 56 ans. Entrée à l'hôpital Saint-Joseph, le 20 juillet 1895.

Réglée à 15 ans.

Mariée à 25 ans. A 26 ans, première couche, bonne.

Jamais malade jusqu'à il y a 6 ans.

A cette époque, la malade éprouve dans le ventre de violentes coliques s'accompagnant de pertes rouges abondantes. Le ventre grossit, le médecin constate la présence d'une tumeur abdominale.

Opération { Polypes muqueux du col.
{ Cysto-épithéliome de l'ovaire gauche (ablation).

Après l'opération, la malade reste 3 ans sans perdre.

A ce moment les pertes rouges reviennent, moins abondantes que la première fois. Le ventre grossit d'une façon lente et continuelle ; en même temps apparaissent des douleurs dans les lombes et les cuisses.

La malade s'affaiblit surtout depuis trois mois ; l'appétit diminue, les aliments ne sont plus tolérés. En même temps apparaissent des phénomènes de compression du côté du rectum et de la vessie qui se traduisent par de la constipation et de la pollakiurie.

Palper. — Masse arrondie atteignant l'ombilic et remplissant les fosses iliaques. Régulière, paraissant un peu mobile, et peu douloureuse.

Toucher. — Col élevé. Masse qui tend à sortir de l'utérus. Les culs-de-sac sont élevés ; on ne sent pas la tumeur.

L'hystéromètre ne peut pénétrer.

4

L'opération avait été refusée à la malade en raison des antécédents (cysto-épithéliome) faisant craindre une tumeur de même nature. La malade insiste pour être opérée. Son état général n'étant point très mauvais, l'opération est décidée.

22 juillet. Laparotomie.

Ecoulement d'une certaine quantité de liquide ascitique. On tombe sur une tumeur peu mobile, mais peu adhérente aux parties voisines.

Incision de la tumeur au bistouri. Il s'échappe un liquide verdâtre, en même temps que des fongosités. On voit alors que l'on a affaire à une tumeur de même nature que celle enlevée quelques années auparavant.

On vide la poche et on essaie de la pédiculiser. Cette tâche est très difficile, car le pédicule est énorme et profondément situé dans le petit bassin. On place alors de larges pinces à ligaments larges à la base de la tumeur et on la sectionne pour découvrir plus aisément le pédicule.

Celui-ci est très épais et on est obligé de le lier par 3 secteurs en chaînes. On le raccourcit le plus possible et on referme le ventre.

La malade a perdu beaucoup de sang pendant l'opération.

23. On a fait des injections de sérum. La nuit n'a pas été mauvaise. Pas de température, mais le pouls est petit et rapide.

24. La malade a succombé dans la nuit.

OBSERVATION III (INÉDITE).

Service de M. le Dʳ LE BEC. — (Hôpital Saint-Joseph.)

Papillomes des deux ovaires. — Guérison.

Madame M. , 59 ans. Entrée à Saint-Joseph le 1ᵉʳ octobre 1895.

Antécédents héréditaires : mère morte d'une tumeur cancéreuse dans le ventre ; sœur opérée d'un cancer du sein.

Antécédents personnels : réglée à 18 ans, toujours très régulièrement, mère de 6 enfants, ménopause à 51 ans, sans accidents.

Malade depuis le mois de mars. A cette époque, vomissements, gonflement du ventre. — 18 août : ponction d'ascite.

1er octobre. Ponction de 8 litres d'un liquide jaune citrin, peu sanguinolent.

Palper. — Tumeur médiane remontant jusqu'à l'ombilic, atteignant le milieu des fosses iliaques ; irrégulière de forme, recouverte d'inégalités peu saillantes, adhérente dans le bassin à droite, un peu mobile, douloureuse.

Toucher. — Col atrophié ; utérus en place confondu avec la tumeur ; peu d'adhérences avec le sacrum.

7 octobre. Laparotomie. Ecoulement d'un peu d'ascite. On découvre une tumeur de la grosseur de deux poings avec saillies, recouverte d'une quantité de petits kystes, adhérente au rectum par des franges épiploïques. Ligature de ces franges. Rupture des adhérences. La tumeur appartient à l'ovaire droit. Ablation de la tumeur.

Découverte alors d'une seconde tumeur de la grosseur d'une mandarine, présentant les mêmes caractères et appartenant à l'ovaire gauche. Ablation de cette seconde tumeur.

1er jour : Vomissements dus au chloroforme.

2e jour : La malade souffre peu. Etat général excellent.

La plaie abdominale se réunit par première intention.

La malade engraisse et sort de l'hôpital le 31 octobre, guérie, et dans un état général très satisfaisant.

OBSERVATION IV (INÉDITE).

Service de M. le Dr Le Bec. — (Hôpital Saint-Joseph.)

**Kystes colloïdes des deux ovaires. — Laparotomie.
Guérison.**

M... M... 65 ans. Entrée le 24 mai 1899.

Antécédents héréditaires. Père mort d'une maladie de cœur, mère morte de vieillesse.

Neuf frères ou sœurs : l'un est mort de fluxion de poitrine.

Antécédents personnels. A eu quatre enfants qui se portent bien. N'a jamais été malade jusqu'en 1897, où un docteur consulté reconnaît la présence d'un kyste. Opérée à Beaujon par M. Lejars en 1897. A la suite de l'opération, guérison complète ; la malade reprend son travail.

Quelque temps après son opération (2 ou 3 mois environ) elle s'aperçoit que son ventre grossit de nouveau, et ce grossissement a toujours continué graduellement jusqu'à maintenant.

Sensation de gêne, de pesanteur, avec, quelquefois, de véritables douleurs, mais pas aussi fortes que dans la première tumeur.

Pollakiurie, et parfois même incontinence.

Selles à peu près régulières.

Continue à travailler.

En somme, pas de signes fonctionnels.

A maigri beaucoup ces derniers temps : teint un peu terreux.

Rien dans les urines.

Le 25 mai. Tumeur médiane, remplissant le ventre, dépassant l'ombilic et atteignant les fosses iliaques.

Toucher. — Col abaissé : on ne sent rien dans les fosses iliaques, intestins distendus par des gaz.

Cicatrice œdémateuse sur le ventre ; grosses veines à la surface.

Etat général : amaigrissement.

Opération le 29 mai.

Le 6 juin, la malade va très bien.

OBSERVATION V

Freeborn. — (Amer. J. of Obst. 1895. T. xxxi, p. 846.)

Papillome de l'ovaire droit. — Kyste papillomateux de l'ovaire gauche.

Femme de 30 ans, mariée, 2 enfants, pas de fausses couches, menstruation toujours normale. 4 mois avant l'opération, la malade note une tumeur dans la région iliaque gauche. Douleurs considérables, amaigrissement, perte des forces.

Au moment de l'opération, petite quantité de liquide clair, séreux dans l'abdomen, sur le côté gauche de l'utérus, il y avait un gros kyste papillomateux ; sur le droit, un papillome de l'ovaire.

L'ovaire gauche est réduit à un kyste à paroi unie, de forme ovale, à la surface supérieure duquel est attachée une trompe légèrement hypertrophiée.

Se projetant de la partie supérieure et antérieure du kyste vers la trompe, une masse papillomateuse lobulée mesurant : 9 cent. 1/2 de longueur, 7 centimètres de largeur, et 5 cent. 1/2 de hauteur.

Sur la partie postérieure, un petit nombre de masses isolées.

Trompe hypertrophiée, pavillon obstrué.

La section du kyste montre à sa partie supérieure une petite portion de tissu ovarien avec quelques petits kystes. Le reste de la paroi du kyste est mince.

Toute la surface interne du kyste est bosselée par des masses papillaires variant en grosseur d'une tête d'épingle à une cerise. Sur le reste de l'ovaire, masse papillomateuse ; à son extrémité externe un petit kyste avec une masse papillomateuse.

Ovaire droit : masse lobulée, irrégulière de tumeurs papillaires — 8 centimètres de long sur 6 centimètres de large ; — trompe hypertrophiée, attachée à la masse par un long pédicule. Extrémité fermée.

Section : Ovaire irrégulier; petits kystes presque entièrement compris dans la masse.

OBSERVATION VI

FREEBORN. — (Amer. J. of Obst. 1895. T. xxxi, p. 846.)

**Papillome et Kyste papillomateux de l'ovaire droit.
Papillome de l'ovaire gauche.**

Femme célibataire, 23 ans. Entre dans le service du Dr Clément Cheland à l'hôpital des femmes. Dix mois avant son admission la malade a noté un accroissement de volume de son ventre. Six mois après 3 gallons (13 litres 500) de liquide clair furent enlevés. Au moment de l'opération on retira 2 gallons 1/2 du même liquide.

L'ovaire droit consiste en un kyste ovale de 7 centimètres sur 5, sur lequel est greffée une tumeur végétante lobulée ayant 10 centimètres sur 6.

La section longitudinale du kyste et de la masse papillaire montre que le kyste est parti de l'extrémité de l'ovaire. A l'intérieur, on trouve une masse papillomateuse de 2 cent. 1/2 de longueur qui se continue avec la masse papillaire externe.

Le reste de l'ovaire présente une surface triangulaire mesurant 1 cent. 2 sur 4 cent. 5 et recouverte de végétations papillaires.

La masse papillaire de la surface externe est composée de trois lobes distincts, chacun d'eux étant en connexion avec la surface de l'organe par un pédicule fibreux très net.

L'ovaire gauche est une masse irrégulière, mesurant 11 centimètres sur 8 1/2, et formée de plusieurs lobes dont l'un présente un long et mince pédicule. A la coupe, on trouve au centre de l'ovaire de nombreux petits kystes.

La trompe hypertrophiée est adhérente à la partie supérieure de l'ovaire.

OBSERVATION VII

FREEBORN. — (Amer. J. of Obst. 1895. T. xxxi, p. 846.)

Kyste papillomateux de l'ovaire. — Végétations métastatiques sur l'épiploon.

Femme de 52 ans, opérée par le Dr Georges Tuttle.

Huit mois avant l'opération la malade s'aperçoit que son ventre grossit ; elle a de l'œdème des jambes et de fréquentes mictions douloureuses.

A son entrée à l'hôpital on constate l'existence d'une tumeur abdominale remontant au-dessus de l'ombilic. Ganglions inguinaux hypertrophiés. Utérus petit et séparé de la tumeur. Pendant l'opération, une petite quantité de liquide clair et séreux s'échappe de la cavité abdominale.

Les tumeurs consistent en une série de petits kystes formant une masse de forme irrégulière, attachée à la corne droite de l'utérus par un long pédicule formé par la trompe et le ligament ovarien.

Le kyste le plus volumineux a une forme sphérique mesurant 13 centimètres de diamètre ; le plus petit est ovale et mesure 2 cent. sur 2 cent. 1/2 de diamètre. Entre ces deux extrêmes, plusieurs kystes de forme et de grosseur variées. Chacun de ces kystes contient les masses papillaires, les plus petits en étant complètement remplis.

A la surface antérieure de la masse kystique, on aperçoit une autre masse irrégulière de forme ovoïde, mesurant 16 cent. sur 6 cent. 1/2 et formée de végétations papillaires. La section de cette masse montre qu'il n'y a pas trace d'ovaire.

Une portion d'épiploon enlevée pendant l'opération montre une petite tumeur nodulaire métastatique.

Au microscope, on découvre les trabécules très épaissis et infiltrés de petites cellules rondes avec un grand nombre de tumeurs papillaires microscopiques, disséminées à leur surface. La plupart de ces végétations externes sont formées par une petite collection de cellules épithéliales dans lesquelles on ne découvre aucun stroma évident et dans lesquelles on voit de nombreux corps psammomateux.

OBSERVATION VIII

FREEBORN. — (Amer. J. of Obst. 1895. T. xxxi, p. 846.)

Papillome kystique de l'épiploon secondaire à un papillome des ovaires.

F... 31 ans. Service de Clément Cheland à l'hôpital des femmes. Six mois avant son admission, augmentation considérable du volume de son ventre, attribuée à l'ascite.

Laparotomie. On trouva les deux ovaires et les trompes convertis en masses papillomateuses, tellement adhérentes aux organes et aux parois pelviennes qu'il fut impossible de les enlever. L'épiploon était adhérent au fond de l'utérus et aux masses papillomateuses de chaque côté. La portion inférieure de l'épiploon est une masse de kystes à parois épaisses entre lesquels il y a de petites végétations papillaires

externes. Ces kystes diminuent en grosseur et en nombre jusqu'à un point où l'épiploon présente seulement de l'inflammation chronique.

Examen microscopique. — Travées hypertrophiées et infil-
trées de petites cellules rondes, endothélium épaissi.

La portion kystique montre une collection de kystes de gros-
seurs variées. Ceux qui se projettent de la surface sont à parois
épaisses, leur partie interne présentant un épithélium cylindrique et contenant un petit nombre de masses papillaires.
Ceux qui sont situés dans la profondeur de la substance de
l'épiploon sont plus petits, et presque complètement remplis
de petites végétations papillaires. Le stroma des masses
papillaires est plutôt du tissu myxomateux et l'épithélium de
surface est cylindrique. Dans beaucoup de masses le stroma
est épaissi et ramolli, formant des kystes secondaires, à parois
formées d'une simple rangée de cellules.

OBSERVATION IX

FREEBORN. — (Amer. J. of Obst. 1895. T. XXXI, p. 846.)

Papillome et Kystes papillomateux de l'ovaire.

Femme de 26 ans, mariée, n'a jamais eu d'enfants. Présente,
depuis deux ans, de l'augmentation de volume du ventre et de
l'œdème des pieds et des cuisses.

Opérée par le Dʳ Outerbridge.

La masse est composée de 4 kystes de forme ovale, groupés
autour d'une masse centrale dure. Le kyste le plus large
mesure 10 centimètres sur 8 ; le second 9 centimètres sur 6 ; le
troisième 8 centimètres sur 4 1/2 ; le plus petit 6 centimètres
sur 4 1/2.

A la section, masse multiloculaire composée de deux grands et de deux petits kystes.

La surface interne de tous ces kystes est recouverte de petites masses papillaires.

De la partie supérieure de la cavité centrale, de la tumeur, part une masse papillaire assez volumineuse, tandis qu'une autre plus petite s'élève de sa partie inférieure.

OBSERVATION X

John Martin. — (Méd. Press. et Circ., 1896. T. cxi, p. 290.)

Kystes papillomateux proliférant des ovaires.

M. C... âgée de 32 ans, mariée il y a 13 ans. A eu 7 enfants, le dernier il y a 4 ans 1/2. Huit mois après la naissance du dernier enfant, la malade eut une fausse couche.

Rien de remarquable quant à la menstruation commencée à 12 ans et normale depuis en quantité et en couleur. Les dernières règles datent du 1er janvier 1896. Admise à l'hôpital le 5 décembre 1895. Ne s'est jamais bien portée depuis sa fausse couche. 14 mois avant son admission, elle nota pour la première fois que sa taille grossissait. Avant de découvrir sa tumeur, elle souffrait de symptômes qu'elle compare à une forte indigestion.

La grosseur de la tumeur semblait très variable, ce qui faisait dire à la malade « qu'elle allait et venait. » Elle était plus volumineuse entre les menstrues et diminuait à cette époque. Fréquemment douleurs violentes revenant par crises. Il y eut de l'œdème des jambes à partir de la première attaque. Elle avait constamment la sensation d'aller à la selle et en même temps une difficulté considérable de la miction.

A l'examen, matité dans le flanc gauche s'élevant à deux pouces environ au-dessus de l'ombilic ; matité très changeante,

les parties mates à un moment donné devenant ensuite tympa-
niques.

Examen vaginal. — Col lacéré, la sonde entre de deux
pouces et demi. Le cul-de-sac de Douglas est occupé par une
masse dure.

Opération. — 31 janvier. La masse était l'ovaire droit, la
grosseur était d'environ deux grosses oranges.

Convalescence gênée par une attaque de diarrhée. En outre,
la malade devenue folle a été internée à l'asile Wadsley.

Examen microscopique. — Kyste papillomateux proliférant.
Des parois du kyste se développent des formations papillomateuses. Quelques-uns des kystes sont remplis de ces formations.

Ailleurs, elles s'infiltrent à travers la paroi kystique et se
projettent à la surface de la tumeur. Pas d'infiltration de
petites cellules.

OBSERVATION XI

Chr. MARTIN. — (Brit. med. J. 1897. T. II, p. 1509.)

Papillome de l'ovaire.

Femme de 52 ans. Tumeur de l'ovaire droit. Ablation.

Cette tumeur, qui contenait une quantité considérable de
liquide couleur café renfermant en abondance de la cholestérine, avait environ le volume d'une orange; elle était
composée d'une masse dense de végétations genre chou-
fleur, naissant de la partie centrale du tissu ovarien.

Pas de formations secondaires.

Guérison excellente.

OBSERVATION XII

Strube. (Inaug. Diss. Heidelberg, 1898.)

Ueber Fibrome und Papillome der ovarien.

Femme de 26 ans. Depuis 10 mois : augmentation de volume du ventre, douleur au flanc droit, sensation de corps étrangers. Troubles de la respiration.

6 avril. *Examen.* — Matité de tout l'abdomen. Fluctuation. On ne peut sentir les ovaires avec certitude.

11 avril. Ponction. Liquide sanguinolent. Les touchers vaginal et rectal font sentir une partie résistante du côté droit : des deux côtés sensation de corps grenus.

Morte de péritonite pendant la nuit.

Autopsie. — Des deux côtés papillome de l'ovaire gros comme le poing. Ascite et hydrothorax.

OBSERVATION XIII

Strube. — (Inaug. Diss. Heidelberg, 1898.)

Ueber Fibrome und Papillome der ovarien.

Femme de 70 ans. Tumeur de l'ovaire diagnostiquée depuis 26 ans. Depuis, selles irrégulières, douleurs abdominales. L'abdomen grossit depuis 2 ans. Depuis 2 mois incontinence d'urine.

Examen, 6 juin. — Malade résistante. Ventre ballonné régulièrement. Ascite. A gauche de la symphyse, tumeur de la grosseur d'une tête d'adulte, dure, remplissant le cul-de-sac de Douglas presque entièrement. Utérus situé à droite de la tumeur, adhérent, semble-t-il. Hémorrhoïdes.

Opération. — Tumeur adhérente aux culs-de-sac. Les deux ovaires sont papillomateux.

La malade ne s'est jamais complètement rétablie. Morte deux ans après l'opération des suites de sa maladie.

OBSERVATION XIV

Strube. — (Inaug. Diss. Heidelberg, 1898.)

Ueber Fibrome und Papillome der ovarien.

Femme de 53 ans. Toujours bien portante jusqu'il y a deux ans. Constate alors dans l'abdomen la présence d'une petite nodosité qui augmente de volume et devient douloureuse. Constipation.

Examen. — Ventre ballonné. Matité partout sauf à la région supérieure droite où l'on trouve du tympanisme. Tumeur dépassant l'ombilic de trois travers de doigt. Après deux mois les douleurs augmentent et la malade maigrit.

14 mai. *Opération.* — Kyste de l'ovaire gauche (4 litres) adhérent à la corne gauche de l'utérus, paroi épaisse, recouverte de végétations.

Dix-huit mois après la malade (revue) est bien portante et capable de travailler.

OBSERVATION XV

STRUBE. — (Inaug. Diss. Heidelberg, 1898.)

Ueber Fibrome und Papillome der ovarien.

Femme de 29 ans. Bien portante jusqu'il y a 4 ans. Catarrhe de l'estomac, dilatation de la région, ballonnement de tout le ventre, qui après 11 semaines disparait, pour reparaître bientôt.

Examen. — Maigreur très accentuée, ventre gros, pendant à mi-cuisse. Ponction : 25 litres. Les deux ovaires sont un peu gros, inégaux, bosselés. Seconde ponction.
La malade sort et revient au bout de 6 mois.

Opération en 1880. — Ovaire plus gros qu'une noix, dégénérescence kystique.
Partout des papillomes, dont le volume varie d'un pois à une noix. Toute la région environnante en est couverte.
Les plus grosses de ces végétations sont enlevées avec les ovaires.
Guérison.
Mais dans les années suivantes on a dû faire 88 ponctions pour ascite.
Depuis quatre ans aucun trouble.

OBSERVATION XVI

BALDY. — (Amer. J. of Obst. 1898. T. XXXVII, p. 49.)

Kyste papillomateux de l'ovaire.

M. X... La malade a eu des troubles abdominaux, il y a 23 ans ; dernièrement elle a eu des accidents aigus, elle ignore complètement l'existence de sa tumeur qui a grossi rapidement depuis peu de temps.

Opération. — Pas d'adhérences en aucun endroit; la tumeur qui contenait un liquide épais, noirâtre, chocolat, présentait à sa surface un nombre considérable de végétations papillaires. Elle descendait dans le ligament large, d'où je l'ai enlevée; j'ai ensuite placé sur le pédicule une douzaine de ligatures.

La tumeur a été enlevée sans qu'une goutte de liquide soit répandue et j'ai pu réséquer le sac tout entier grâce à l'épaisseur des parois. Ascite légère dans l'abdomen de la malade qui est puissante et a une paroi abdominale couverte d'environ 3 pouces de graisse.

OBSERVATION XVII

MALCOLM. — (Transact. path. soc. London, 1899. T. XLI, p. 226.)

Kyste végétant multiloculaire.

Femme de 40 ans, opérée 20 ans auparavant par Knowsley Thornton pour tumeur kystique papillaire de l'ovaire droit.

La malade avait guéri et était restée bien portante jusqu'en 1897, époque à laquelle un nouveau kyste de l'ovaire fut diagnostiqué.

Le 20 janvier 1898, la tumeur fut enlevée et l'on découvrit alors que les annexes droites étaient absentes et que l'ovaire et la trompe gauches étaient complètement séparés de la tumeur, qui était attachée sur la vessie près de la ligne médiane au niveau de la réflexion du péritoine de la vessie vers la paroi abdominale antérieure. La cavité naturelle en avant du ligament large se trouvait en arrière de la base de la tumeur.

L'attache de la tumeur avait un pouce de diamètre environ et près du centre existait une sorte de cordon en tuyau : il fut disséqué et sectionné à environ un pouce et demi de la tumeur.

En tirant sur ce cordon on pouvait suivre son trajet en arrière sous le péritoine, vers la base du ligament large, avec une direction à peu près parallèle et externe à celle de l'uretère.

Le rein gauche paraît sain.

La tumeur était un kyste multiloculaire et les papillòmes ressemblaient exactement à ce que l'on observe fréquemment dans les tumeurs de l'ovaire, tant à l'œil nu qu'au microscope.

Quant au cordon décrit ci-dessus c'était un cordon arrondi, ferme, de un quart de pouce de diamètre, composé de faisceaux de fibres musculaires longitudinales, séparées par un stroma de tissu fibreux. Extérieurement tissu aréolaire. Au centre, grosse artère affaissée dans laquelle on découvre un petit nombre de corpuscules sanguins aux parois endothéliales. Les couches musculaires de cette artère sont très épaisses, mais distinctement séparées du tissu du cordon par une gaine fibreuse.

Guérison.

OBSERVATION XVIII

Beyea. — (Amer. J. of Obst. 1900. T. xli, p. 212.)

Adéno-Carcinome végétant de l'ovaire.

Madame H..., Américaine, mariée, 52 ans. Admise à l'hôpital gynécologique le 14 novembre 1899. Bons antécédents héréditaires. A eu maladies habituelles des enfants, mais en dehors d'elles, bonne santé jusqu'à maladie actuelle. Menstruation normale. Ménopause à 46 ans, et, depuis, aucune perte d'aucune sorte par le vagin. Mère d'un enfant de 16 ans et a eu trois fausses couches.

Il y a deux ans, douleur violente dans la portion supérieure de l'abdomen associée à nausées, vomissements et léger ballonnement abdominal. Attaques semblables toutes les quatre ou cinq semaines, d'une durée de une heure environ.

Dans l'intervalle des crises, malade, indisposée par indigestions et ballonnement abdominal.

En mai 1899, on remarque pour la première fois une tumeur dans la région de l'ovaire droit ; tumeur paraissant grosse comme une pomme et mobile. Les forces commencent à décliner, la malade maigrit ; elle se fait soigner pendant ces six derniers mois dans un dispensaire de gynécologie. La tumeur s'accroît en grosseur, devient immobilisable et distend la paroi abdominale.

Le 7 novembre : émaciée, très faible et à peine capable de marcher. Faciès ovarien ; cependant pas de cachexie. L'examen de l'abdomen montre une tumeur irrégulière distendant et remplissant la cavité abdominale jusqu'à deux pouces au-dessus de l'ombilic. La palpation démontre qu'il s'agit d'une tumeur semi-kystique et multiloculaire. Çà et là, sur la surface, un petit nodule mobile sous la paroi abdominale. Un de ces nodules est très sensible. La tumeur, elle-même, est complètement immobile, mais la paroi abdominale est facilement mobilisable sur la tumeur. Pas de crépitation ni d'indication de localisation péritonéale. Aucun signe physique d'ascite ou de formations secondaires dans la paroi abdominale ou sur l'intestin.

Examen vaginal. — Légère déchirure du périnée et cystocèle assez marquée. Nodule de la grosseur d'un ganglion lymphatique tuméfié dans le cul-de-sac recto-vaginal. Consistance dure, mobile sous la muqueuse et indépendant de la tumeur abdominale. Utérus déplacé en haut et en avant par la tumeur remplissant le pelvis et la cavité abdominale. La tumeur paraît composée de deux masses : la petite, en arrière et à gauche ; la grosse, en arrière et à droite. Nodules secondaires sur la tumeur dans le cul-de-sac de Douglas.

Diagnostic : Tumeur maligne des ovaires, probablement bi-latérale, primitive et envahissant secondairement le péritoine. Adéno-kyste papillaire et peut-être adéno-carcinome papillaire.

Opération : Incision abdominale. Plusieurs adhérences intestinales; quelques formations secondaires dans le cul-de-sac de Douglas. Résection des deux masses et des trompes. Drainage à la gaze pendant treize jours. Drain en caoutchouc pendant trois jours ensuite. Guérison.

Examen microscopique. — Grosse tumeur à droite dont les diamètres sont : 25, 18 et 14 cent.

Masses papillomateuses sous la capsule péritonéale, à contenu clair, fluide, séreux. Tumeur multiloculaire, semi-kystique avec un petit nombre de masses papillomateuses sur la surface interne.

Petite tumeur à gauche avec, comme diamètres 12, 10 et 8 cent. Productions papillomateuses surtout sur la surface externe et dans la région du pédicule.

Trompe gauche normale.

Trompe droite : longueur 8 cent. Diamètres, 1, 2, 3 centimètres. 1/3 externe très hypertrophié et rempli de productions papillomateuses faisant hernie au niveau du pavillon.

Examen microscopique : Adéno-carcinome.

OBSERVATION XIX

BEYEA. — (Amer. J. of Obst. 1900. T. XLI, p. 216.)

Adéno-Carcinome végétant de l'ovaire, avec propagation à l'épiploon.

Madame C..., Américaine, 29 ans, mariée. Admise à l'hôpital gynécologique le 2 décembre 1899.

Antécédents héréditaires négatifs.

Antécédents personnels nuls, sauf diphtérie trois mois avant la maladie actuelle.

Réglée à 16 ans et régulièrement depuis, sauf depuis deux ans.

Mariée à 22 ans, enfant de 6 ans, deux fausses couches.

Depuis la dernière : dysménorrhée, augmentation de la durée et de l'abondance des règles

Environ trois mois avant l'examen, la malade constate une tuméfaction dans la région ovarienne droite, légèrement douloureuse ; cette douleur augmente toujours au moment de la menstruation. Mictions fréquentes et pénibles. Constipation depuis un an.

Examen vaginal : présence de deux tumeurs de chaque côté de l'utérus, d'aspect kystique, irrégulières, et, en connexion intime avec la paroi latérale de l'utérus. Par beaucoup d'aspects, la tumeur ressemble à un fibrome de l'utérus.

Cœliotomie le 4 décembre.

Sur l'épiploon petits nodules de la grosseur d'un pois, et, sur son bord inférieur, frange de ces nodules. Résection d'une grande partie de cet épiploon malade.

Les tumeurs, kystiques, multiloculaires, à surface recouverte, çà et là, de nodules semblables à ceux de l'épiploon, remplissaient la cavité pelvienne des deux côtés, antérieurement et postérieurement.

Enucléation des trompes et des tumeurs ovariennes.

Utérus légèrement hypertrophié et présentant un certain nombre de nodules à sa surface.

La vessie, le péritoine pelvien viscéral et pariétal étaient couverts de nodules malins.

Tout le tissu malade ne pouvant être enlevé, l'opération n'est pas poussée plus loin et l'abdomen est refermé.

Guérison sans incidents.

Grosse tumeur présentant comme diamètres 10, 8, 5 centimètres. La moitié de la masse est formée de tissu solide. A sa surface externe, çà et là, adhérences péritonéales ou petites tumeurs papillomateuses. A la coupe : un grand nombre de petites cavités. Attachée à cette tumeur, une trompe normale. Le ligament tubo-ovarien contient une tumeur nodulaire de la grosseur d'un haricot.

Petite tumeur, diamètres 8, 6, 7, 5. Analogue à celle du côté opposé.

Examen microscopique. — Adéno-carcinome pour les tumeurs elles-mêmes et pour les nodules de l'épiploon.

OBSERVATION XX

Pujebert. — (Journ. des Sc. méd. de Lille, 1900. T. ii, p. 53.)

Tumeur végétante des ovaires, avec kyste et ascite.

Amélie V..., 40 ans, ménagère à Tourcoing, entre le 31 janvier 1900 dans le service de M. le professeur Duret pour se faire opérer d'une tumeur abdominale.

Comme antécédents, on ne trouve aucune maladie antérieure, mais la malade est affligée depuis dix-sept ans d'une hernie inguinale gauche, maintenue jusqu'à l'année dernière par un bandage. Depuis un an, elle ne se sert plus de bandage, sans que pour cela la hernie augmente de volume.

La malade est réglée depuis l'âge de 12 ans, régulièrement pendant 3 ou 4 jours, sauf depuis 5 ou 6 ans, où les règles durent 8 jours sans être trop abondantes. Mariée à 18 ans, elle a eu quatre enfants avec accouchements normaux et deux pertes de 2 à 3 mois, entre la deuxième et la troisième grossesse sans accidents consécutifs. Les dernières couches ont eu lieu il y a 9 ans.

Il y a 14 mois environ, elle ressent de la pesanteur dans tout le ventre, des douleurs sourdes dans les reins et le ventre augmente de volume. Elle maigrit considérablement pendant l'espace de 4 ou 5 mois et le ventre augmente de volume de jour en jour tandis que du côté de la vulve fait saillie un rectocèle gros comme une tête de fœtus à terme. La malade consulte un médecin qui, pour la première fois il y a 9 mois, ponctionne le ventre et en retire 27 litres d'un liquide clair, citrin, non sanguinolent.

Depuis lors 7 ponctions ont été faites, la dernière il y a un mois. Le liquide, moins abondant, présentait chaque fois les mêmes caractères.

Depuis le début de cette affection, l'appétit est modéré; la malade n'a jamais eu de vomissements, va régulièrement à la selle, urine peu, sans douleurs, a ses règles tous les mois durant 8 jours, jamais de métrorragies, pas de pertes blanches, jamais de fièvre.

L'état général s'est relevé depuis 6 à 7 mois. La malade, qui a le teint un peu pâle, prétend qu'elle l'est bien moins qu'au début de sa maladie ; l'appétit est meilleur et l'amaigrissement est moindre.

La malade se présente à nous avec un ventre en besace, développé surtout dans la région sous-ombilicale et mesurant du pubis à l'ombilic 24 centimètres et 23 de l'ombilic à l'appendice xyphoïde ; la circonférence la plus grande est de 108 centimètres. Le ventre tombe en besace et est aplati dans sa portion sus-ombilicale, mou et tremblotant. Pas de distension comme dans les kystes ordinaires.

Sonorité dans le creux épigastrique seulement, la malade étant couchée sur le dos. Matité dans les flancs jusqu'aux lombes, où ce n'est pas sonore comme dans les kystes ordinaires. Quand la malade, au contraire, est couchée sur le côté gauche, le flanc droit devient sonore sur la ligne axillaire et dans la région lombaire. Couchée à droite, il y a matité absolue de ce côté. Couchée alternativement sur un côté et sur l'autre, le côté élevé est sonore, le côté bas est mat. Il y a donc une certaine quantité d'ascite.

Au toucher vaginal, on sent que l'utérus est un peu descendu, que le col est en avant, que, dans le cul-de-sac postérieur, il y a une tumeur mamelonnée et douloureuse qui refoule l'utérus en avant.

On pense qu'il s'agit d'ascite compliquant un kyste végétant de l'ovaire.

6 février. M. le professeur Duret opère la malade. Une incision est faite dans la paroi sous-ombilicale, puis une petite ponction pour l'évacuation de l'ascite : on retire environ 10 à 12 litres d'un liquide clair-citrin. Lorsqu'il est évacué en partie, on sent avec le doigt une masse végétante du volume du poing.

On pratique le renversement et l'on reconnaît que la tumeur est constituée par deux parties distinctes : l'une superficielle, extra-pelvienne, du volume des deux poings, constituée par un chou-fleur végétant ; l'autre, sous-jacente, occupant le cul-de-sac de Douglas et la cavité du petit bassin, constituée par une masse à paroi lisse, fibreuse, nacrée. Ces deux masses englobent tellement l'utérus qu'on ne peut savoir où il se trouve. On fait alors, en avant, une incision transversale, destinée à dégager la vessie. En effet, la tumeur est tout à fait sénile et son pédicule s'étend d'une fosse iliaque à l'autre ; les ligaments larges sont aussi tendus que possible et, pour ainsi dire, nuls en hauteur. Ils semblent confondus l'un et l'autre, de gauche à droite, comme les deux tumeurs.

On les sectionne, à gauche d'abord, au ras de la tumeur, puis on arrive à la partie médiane constituée par le corps de l'utérus. A droite, on fait la même section du ligament large et on se butte au fond de l'utérus. Comme la partie intra-pelvienne est adhérente, on coupe l'utérus et sa cavité muqueuse apparaît. On saisit le moignon utérin avec des pinces et on dégage la masse kystique occupant la cavité pelvienne. On reconnaît alors la nécessité de l'hystérectomie complète qui est faite rapidement après avoir dégagé la vessie. Le vagin est énorme, ce qui explique le prolapsus. Ligatures. Toilette pelvienne. Drain abdomino-vaginal et drain abdominal. Suture. Pansement.

Le péritoine pariétal en face de la tumeur est altéré ; il avait une consistance cartilagineuse et une épaisseur d'environ deux millimètres.

Suites opératoires bonnes ; un peu d'élévation de température.

7 mars. Guérison complète.

OBSERVATION XXI

Michaux. — (Bull. et Mém. Soc. de Chir., Paris, 1900. T. xxvi, p. 882.)

Kyste végétant de l'ovaire avec propagation à l'épiploon. Laparotomie. — Abouchement de l'uretère dans le cœcum.

Kyste végétant de l'ovaire avec propagation de l'épiploon.

Laparotomie. — Résection de l'épiploon. — Curage du petit bassin. — Section de l'uretère droit englobé dans la tumeur. — Abouchement de l'uretère dans le cœcum. — Guérison.

C... L.., 32 ans, couturière, entrée le 2 avril 1900. Souffrant de douleurs abdominales intenses.

Antécédents personnels. — Depuis 7 ans environ la malade souffre de douleurs abdominales qui reviennent par intervalles sous forme de crises. Siégeant au niveau de l'hypogastre et dans les deux fosses iliaques, ces douleurs, continues, irradient dans les flancs et vers la racine des cuisses. Elles ont beaucoup augmenté d'intensité trois semaines avant son entrée à l'hôpital. La malade a dû abandonner son métier de couturière et cesser bientôt tout travail.

Règles. — Toujours bien réglée. Règles abondantes, non douloureuses. Dans les derniers mois qui ont précédé son entrée, la malade souffrait beaucoup au moment de ses époques. Leucorrhée abondante. Les dernières, du 22 au 28 mars, plutôt moins abondantes que de coutume, dit-elle.

Grossesse. — Une grossesse il y a 8 ans. Enfant très bien portant. Pas d'autres enfants. Pas de fausses couches.

Etat actuel. — On trouve un ventre très tendu, mais non douloureux, se laissant déprimer assez facilement. A la palpation, dans la profondeur, quelques nodosités qui roulent sous le doigt et des masses irrégulières occupant le fond de la fosse iliaque droite. Pas d'ascite appréciable.

Au toucher, on trouve une masse volumineuse et très dure

dans le cul-de-sac droit. Il est très difficile de se prononcer sur les connexions de cette masse avec l'utérus. Celui-ci est refoulé en masse vers la gauche et fortement immobilisé. L'état général est bien conservé. La malade est un peu fatiguée, mais son aspect est bon ; elle n'est pas anémiée.

Le diagnostic est hésitant, mais à cause des douleurs qui deviennent de plus en plus intenses, on se décide à l'intervention.

Opération. — Pratiquée le 3 avril 1900 Chloroforme. Laparotomie médiane. A l'ouverture de l'abdomen, il s'écoule une petite quantité de liquide. ascitique, jaune citrin. Cette ascite, d'ailleurs peu marquée, était restée inaperçue à l'examen clinique.

Immédiatement, on tombe sur le tablier épiploïque qui forme une masse compacte et irrégulière, un véritable tablier, farci de nodules indurés présentant les couleurs les plus variées. Ce sont des kystes contenant un liquide jaunâtre et dont le volume varie d'une noisette à celui d'une noix.

La masse épiploïque adhère en bas à la symphyse et au dôme vésical. Trois clamps sont placés à ce niveau. Il n'y a pas d'adhérences sur les côtés. L'insertion supérieure de l'épiploon est saisie entre plusieurs pinces ; la masse est réséquée et les ligatures soigneusement pratiquées avec du catgut.

L'épiploon enlevé, on tombe sur le petit bassin, qui est farci de masses végétantes. L'ovaire droit forme une tumeur du volume des deux poings, présentant tout à fait l'aspect d'un chou-fleur. La surface de cette masse est blanchâtre, molle, très friable : cela ressemble absolument à du frai de grenouille.

On trouve des masses analogues, mais beaucoup moins volumineuses au niveau de l'ovaire gauche et sur le péritoine avoisinant.

Les ovaires, les trompes, puis l'utérus sont enlevés après isolement de la vessie. Ce temps de l'opération est rendu très difficile par les adhérences étroites et résistantes qui unissent la vessie aux parties avoisinantes. On n'y parvient qu'après une dissection longue et laborieuse.

Quand toute la masse a été enlevée, on place soigneusement des ligatures au niveau des différents pédicules. Au moment

de lier toute la partie incluse dans le clamp droit, l'attention
est attirée par un petit orifice blanchâtre béant entre les mors
de la pince. Malgré l'étroitesse de l'orifice on suppose que c'est
l'uretère : le clamp est desserré et l'on aperçoit, faisant suite
au point suspect, un gros cordon blanchâtre qui va se perdre
au milieu de quelques végétations subsistant à ce niveau.
C'est évidemment l'uretère complètement inclus à ce niveau
dans la masse kystique.

On décide aussitôt d'aboucher l'extrémité supérieure du
conduit dans le cœcum. On commence par débarrasser le péritoine des dernières masses végétantes qui l'ont envahi à ce
niveau ; puis on pratique l'abouchement de l'uretère dans la
face antérieure du cœcum, un peu au-dessus de l'origine de
l'appendice. La paroi intestinale est incisée dans une étendue de
4 à 5 millimètres. On introduit dans l'orifice l'extrémité de
l'uretère et on réunit les deux organes par neuf ou dix points
de suture séparés, à la soie très fine. La portion de l'uretère
introduite dans le cœcum mesure environ 4 à 5 millimètres.

L'hémostase est des plus difficiles et demande un temps assez
long. Avant de refermer l'abdomen on établit un drainage
vaginal au moyen d'une grosse mèche de gaze iodoformée.
Puis la paroi est suturée, en un plan, à l'aide de quatre fils
d'argent et d'une série de greffes métalliques. On obtient un
drainage abdominal avec une mèche de gaze iodoformée.

Les suites opératoires ont été bonnes. Le premier jour seulement, la malade souffrait beaucoup. La température restait
aux environs de 38. Pouls entre 120-130. Glace en permanence
sur le ventre. Sérum.

Amélioration rapide. Au bout de quelques jours la malade
est en très bon état.

Au début 400 à 600 grammes d'urines troubles, mais rien
d'anormal. Rapidement 1,000 grammes et au-dessus. Seulement un peu de diarrhée au début.

La malade sort le 27 juin 1900 en excellent état. Elle a complètement repris ses forces, ne souffre plus du tout. Petit trajet
fistuleux au niveau de la plaie abdominale, oblitéré d'ailleurs
actuellement (25 juillet 1900).

Examen histologique. — En coupant les pièces, après l'opération, on voit qu'elles sont formées d'une série de masses

kystiques, séparées par des parties dures et épaissies, couvertes en certains points de végétations. C'était bien l'apparence des kystes malins de l'ovaire.

L'examen histologique a confirmé cette prévision, en montrant que les cavités kystiques avaient une structure nettement épithéliale. Cette disposition est particulièrement remarquable au niveau des masses épiploïques. On voit sur les coupes une véritable dentelle, dessinée par les parois des alvéoles kystiques. Ces parois sont tapissées par des cellules épithéliales cubiques, formant un revêtement continu, et se colorant très facilement. Dans la lumière des petits kystes, on trouve de place en place de petits amas constitués par des éléments arrondis qui sont très vraisemblablement des cellules épithéliales desquamées.

CONCLUSIONS

1º L'étude pathogénique et histogénique des tumeurs papillaires de l'ovaire prouve que ce sont des néoformations épithéliales.

2º Tantôt l'épithélium présentant les caractères de l'épithélium cylindrique cilié est typique ; tantôt, au contraire, il se développe d'une façon atypique, les tumeurs qu'il forme étant anatomiquement, les premières bénignes, les dernières malignes.

3º Il paraît probable que les différentes variétés de tumeurs végétantes reproduisent simplement les diverses phases d'évolution d'une même tumeur.

4º Qu'elles soient anatomiquement bénignes ou malignes, on doit les considérer pratiquement toutes comme malignes, puisque, les unes comme les autres, elles peuvent : amener des troubles d'une extrême gravité, infecter le péritoine et les autres organes abdominaux et pelviens, récidiver, se généraliser par métastase (cas rares).

5º Le traitement découle du pronostic : plutôt on opérera et plus grandes seront les chances de guérison de la malade. Il est également indiqué d'opérer toujours, à n'importe quelle phase de l'évolution de ces tumeurs, même si l'intervention doit se borner à une simple laparotomie exploratrice à cause des adhérences et de la généralisation trop grande, car on a vu des cas de survie considérable et même de guérison.

6° D'après les statistiques, les résultats éloignés sont trop souvent peu favorables à cause des récidives ; pourtant ils sont assez souvent suffisamment encourageants pour justifier l'intervention quand même. D'ailleurs on a observé des guérisons après récidive et deuxième opération.

Vu :

Le Président,

GUYON.

Vu :

Le Doyen,

BROUARDEL.

Vu et permis d'imprimer :

Le Vice-Recteur de l'Académie de Paris,

GRÉARD

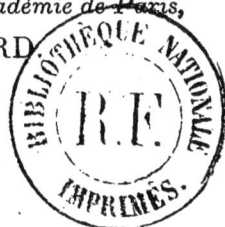

INDEX BIBLIOGRAPHIQUE

APOSTOLAKIS (J.-G.). — *Quelques considérations sur les kystes prolifères papillaires de l'ovaire.* (Th. Montpellier, 1898.)

BALDY. — *Kyste papillomateux de l'ovaire.* (Amer. J. of Obst., 1898, t. XXXVII, p. 49.)

BEYEA. — *Adéno-carcinome végétant de l'ovaire.* (Amer. J. of Obst., 1900, t. XLI, p. 212.)

BOUILLY. — *Le pronostic des kystes végétants des ovaires.* (XI° Congrès de Chirurgie, Paris, 1897, p. 894.)

CAZENAVE. — *Des tumeurs papillaires de l'ovaire avec métastase péritonéale (considérations anatomo-pathologiques et opératoires).* Th. Paris, 1895.)

COBLENTZ (H.) — *Das ovariolpapillom in path. anat. und histogenetisher Beziehung.* (Archiv. f. path. anat., Berlin, 1880, p. 268-316.)

DEMONS. — Clin. Bordeaux, 1897.

DORAN (A.). — *Papillonatous cyst. of both ovaries causing profuse ascitis. Removal. Recovery.* (Tr. Obst. soc. London, 1893, 149-154.)

DRYSDALE. — (Amer. J. of Obst. 1900, t. XLI, p. 215.)

DURET. — *Tumeur végétante des ovaires avec kyste et ascite.* (J. Sc. méd. de Lille, 1900, I, 594.)

ESTOR et PUECH. — *Résultats du traitement chirurgical du cancer des ovaires (tumeurs végétantes).* (N. Montpellier méd., 1901, 2° s., XII, p. 129.)

FLAISCHLEN. — *Contribution à la connaissance du mode de développement des kystes ovariques.* (Berl., Klin. Wochens, déc. 1891.)

FREEBORN. — Amer. J. of Obst., 1895, t. XXXI, p. 846.

FREUND (H. V.). — *Traitement des tumeurs malignes de l'ovaire.* (Zeits. f. Geb. und Gyn. XVII-I.)

GILIS. — *Kystes papillaires de l'ovaire; ascite.* (Gaz. d. Hôp., Toulouse, 1895, XXXIX, 307.)

GESSNER. — *Demonstration von papillaren ovarialtumoren.* (Ztschr. für Geburtsh. und Gynak, Stuttgart, 1896, XXXIV.)

LABADIE-LAGRAVE et LEGUEU. — *Traité médico-chirurgical de Gynécologie* (2° édit. 1901, p. 1030 et suivantes.)

LERCH (H.). — *Diagnostic et traitement des tumeurs carcinomateuses de l'ovaire.* (Arch. f. gyn. XXXIV, 3.)

MALASSEZ et DE SINÉTY. — (Arch. physiol., 1879, p. 647.)

MALCOLM. — *Kyste végétant multiloculaire*. (Transact. path. soc. London, 1899, t. XLI, p. 226.)

MARTIN (Chr.). — *Papillome de l'ovaire*. (Brit. med. J. 1897, t. II, p. 1509.)

MARTIN (John.). — *Kystes papillomateux proliférant des ovaires*. (Med. Press. et Circ. 1896, t. CXI, p. 290.)

MICHAUX. — *Kyste végétant de l'ovaire avec propagation à l'épiploon. — Laparotomie. — Abouchement de l'uretère dans le cœcum.* (Bull. et Mém. Soc. de Chir. Paris, 1900, XXVI, 882.)

OLSHAUSEN. — *Maladies des ovaires,* 1887.

PÉAN. — *Tumeurs végétantes de l'ovaire.* (Leçons de clinique chirurgicale, 1886, IV.)

PFANNENSTIEL. — *Ueber die malignitæt der papillærem ovariengeschwültze.* (Verhandl. d. deutsch. Gessellsch. J. Gynæk, Leipz. 1893, 357.)

PFANNENSTIEL. — *Ueber die papillærem geschwultze des Eierstocks, anatomische and Klinische untursuchlungen zur Eroklœrung der Frage iher malignitæt.* (Archiv. f. Gynæk. Berl. 1894, 507.)

PFANNENSTIEL. — *Recherches anatomiques et cliniques sur la malignité des tumeurs papillaires de l'ovaire.* (Arch. J. Gynæk. Berl. 1895, XLVIII, 3.)

PLAYFAIR. — *Hématocèle consécutive à une tumeur végétante de l'ovaire.* (Trans. Obst. Soc. London, 1887, vol. XXVI.)

POZZI. — *Traité de Gynécologie,* 1897, p. 702 et suivantes.

PUJEBERT (G.). — *Tumeur végétante des ovaires avec kystes et ascite.* (Journ. d. Sc. Méd. de Lille, 1900, t. II, p. 53.)

QUÉNU. — *Tumeurs végétantes des deux ovaires. De l'ascite dans les tumeurs abdominales.* (Bull. et Mém. Soc. de Chir. Paris, 1886, XI, 720.)

QUÉNU. — *De l'ascite dans les tumeurs de l'ovaire.* (Rec. de Chir., 1887, VII, 543.)

STEFFECK. — *Zur entstchung der Epithelialen-Eierstock-Geschwültse.* (Zeit. fur Geb. und Gyn., XIX, 2.)

STRUBE. — *Ueber Fibrome und Papillome der ovarien.* (Inaug. Diss. Heidelberg, 1898.)

SUTTON (B.). — (Tr. Obst. Soc. London, 1886.)

TÉDENAT. — *Les kystes papillaires de l'ovaire.* (N. Montpellier méd. 2ᵉ s., t. XII, 34.)

THORNTON (J. K.). — *Fungating papillomata of both ovaries.* (Tr. Obst. Soc. London, 1887, XXVIII, 38.)

WALDEYER. — *Der Eierstockskystom.* (Arch. J. Gynæk. Berl., 1872, Bd. I, 252.)

WILLIAMS (W.). — *Papillomatous tumour of the ovary.* (John Hopkins, Hosp. Rep., Baltimore, 1892, n. 1, 2, 3.)

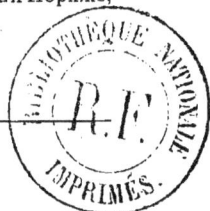

Abbeville. — Imprimerie C. PAILLART.

www.ingramcontent.com/pod-product-compliance
Lightning Source LLC
Chambersburg PA
CBHW071243200326
41521CB00009B/1598